絶望を希望に変える癌治療

横内正典
Yokouchi Masanori

たま出版

はじめに

一九七一年、「癌《がん》は手術で治る」と信じていた私は外科医を志しました。

当時、癌による死亡が脳卒中に次いで第二位であり、一位になるのは時間の問題とされていました。そこで私は癌克服を実現するべく、外科医の道を選んだのです。

研修医時代のある日、私は手術前の腕の消毒に使用するブラシと逆性石鹸《せっけん》によって、前腕がかぶれてしまう「重症接触性皮膚炎」に罹患《りかん》しました。この皮膚炎は難治性で、まったく治る気配もないまま、三カ月が過ぎました。これで外科医の道をあきらめなければならないのか、と絶望の淵に陥ったそのとき、ふと漢方薬が浮かび、わらをもつかむ思いで服用してみました。

その結果、劇的な治癒をするという体験をしたのです。このとき、「漢方薬が皮膚病に強いなら、癌患者にも効果を上げるのではないか」と、ひらめきました。しかし、当時の癌患者や家族は現代医学の進歩に目を奪われ、漢方治療を勧める私の意見に耳を傾ける医師はもちろん、患者さんもほとんどいませんでした。

私は外科医として、全知全能を傾け、癌治療に没頭しました。ところが、癌は私たち外科医の努力を嘲笑《あざわら》うかのように再発し、患者さんの命を、さらに内科医であった父の命も奪っていきました。患者さんが亡くなったときには死因を徹底して追究すべきだと信じていた私は、遺族の方にお願いして病理解剖もさせてもらいました。父の死後も、悲しみの渦中にいる母に頼み、解剖を許してもらいました。

「狂気の横内」とまで呼ばれましたが、解剖して学んだ経験を次の患者さんに活かせれば、亡くなった患者さんの死はムダにならない、その患者さんの供養にもなるはずだ、という強い信念が私を動かしていました。

一九七六年、ついに癌による死亡が死因のトップに躍り出ました。その結果、世間では「癌は不治の病」としてインプットされ、今日に至るまで人々の恐怖を駆り立てています。

この現実は、外科医としての私にも大きな不安を与えました。いかにうまく手術をしても、化学療法、放射線治療をしても、現代医学だけでは癌を治せないのではないか。現代医学の治療方法は、対症療法、緊急避難的な道でしかない。それより、もっと根源的なことから考えなければいけないのではないか、と思ったのです。

一九七六年は悪いニュースばかりではありませんでした。漢方薬が薬価収載され、国民健康保険で使えるようになったのです。私は、半信半疑の患者さんを説得しながら服用してもらいました。新しい漢方薬を発掘しては、一つ一つ臨床効果を確かめて、治療に有効な漢方薬の種類を増やしていきました。

やがて、漢方薬を使った私の治療にも成果が出始めます。現代医学の治療をすべて行っても余命三カ月、と判断される癌の状態を「末期癌」と呼びますが、この末期癌治療に漢方薬を併用して一年以上の生存が得られるようになり、中には五年生存を果たす患者も出てきたのです。

そこで、一九八四年に日本癌学会総会でこの成果を発表しました。「そんなことはありえない」と抗議の手紙をもらった医師には、私の自宅や横内醫院に滞在してもらい、真実であることを見とどけてもらいました。

時を同じくして、気功についても勉強を始めました。漢方薬だけではまだ足りない、癌を治せるならなんでもやってみようと思ったからです。長年の修行を通じて会得した気功は、漢方薬の効能を高める治療の柱となりました。

一九九二年には、O《オー》-リングテストとの出合いがありました。現在、この進化形として私が使っているパワーテスト（第4章にて詳述）の原点です。この出合いにより、私はこれまで患者を被曝《ひばく》させてきたエックス線検査、CT検査、電磁波を浴びせるMRI、超音波検査、患者に苦痛を与える内視鏡検査をやめました。

その結果、漢方薬治療、気功治療、パワーテストを正確に行えば、癌患者が生還できるようになったのです。癌克服を夢見て外科医を選んだ私でしたが、治せる治療を見つけた以上、過去に未練はありませんでした。

一九九三年、青森県の田子町立田子病院院長の職を辞し、外科医のメスを擱《お》きました。それから、治療の中心を漢方醫学に置くべく、一九九四年に東京・四谷（その後、現在の東中野に移転）で横内醫院を開業しました。四年後の一九九八年四月には、『究極の癌治療』（たま出版）を出版しました。

あれから十五年以上が経過し、西洋医学の手術は目ざましい進歩を遂げています。

かつては、癌を発見すると、より完全な治療をめざして癌が波及していない部分まで大きくとってしまう拡大根治手術が行われていました。しかし、乳癌の患者の乳房をすべてとってしまったら、手術後に腕が上がらなくなってしまった、というような機能障害を引き起こす場合がありました。また、そこまでやっても癌の再発は防げませんでした。

そうした反省から、今では手術前と同じように過ごせる、機能温存手術が行われています。手術支援ロボットも出来、お腹を大きく開けなくても、簡単に手術できるようになりました。昔に比べれば、手術による患者の肉体的なストレスはかなり軽減されています。ですから、癌が発見された場合、「患者に負担のない手術で癌細胞をとる」という西洋医学の方針には私も賛成です。

また、病院は患者の緊急避難先としても大きな役割があります。

私のクリニックには入院施設がありません。漢方薬と気功による治療なので、入院を必要とせず、社会生活を続けながら治療できるからです。しかし、末期癌患者の場合、免疫力が衰えているため、ウイルスや細菌が入り込んだり、ほかの原因があったりして、食事がとれない場合があります。そのようなときに、漢方醫学には栄養をとる方法がないので、入院してもらい、西洋医学の点滴や高カロリー輸液のお世話になってもらいます。ですから、西洋医学の緊急避難的役割は大きく評価しています。

しかしいっぽうで、「現代医学では癌に対して打つ手がない。でも、なんらかの治療をしないわけにはいかない」という認識のもと、一般の病院では患者の危険をかえりみない教科書通りの治療が続けられています。その教科書が正しいかどうか、現場の医師は吟味していません。

例えば、癌が発見されたとき、末期癌の状態では手術ができません。そこで、三大治療のうちの残りの二つ、抗癌剤治療と放射線治療を選択して行っていくのですが、抗癌剤治療のあとに放射線被曝をするようでは免疫力が低下するばかりで、癌を悪化させる可能性もあります。

医師が検査を慎重にやりすぎるあまり、過剰な放射線被曝を与えてしまう場合や、患者が不安をぬぐうために、自分から何度も放射線治療や検査を受け、被曝してしまうケースもあります。本書ではそのような危険について警告を発しています。

くりかえしますが、私は西洋医学をすべて否定しているわけではありません。東洋醫学と西洋医学の正しい融合があってこそ、癌を治せるのです。ですから、読者のみなさんが癌だとわかったら、まずは西洋医学の治療を「正しく」受けてください。その先は、セカンドオピニオンとしての東洋醫学の治療があることを知っておいてください。

東洋醫学においては、病気を治すのは医師ではありません。患者自身です。医師は治す方法を教え、手助けするだけです。まず、患者自身が治りたいと思い、支えてくれる家族、応援してくれる友人がいる環境をつくることが重要です。癌の原因を知り、その原因となる間違った食生活、生活習慣を見直し、排除することで癌をしりぞけていきましょう。

本書が、患者さんの「生きるチャンスをつかむ」きっかけとなるよう、また、癌治療に悩む医師のみなさんの共感を得られるメッセージとなるよう、心より願っています。

津軽が生んだ「じょっぱり男」

東奥日報社　代表取締役社長　塩越隆雄

はっきりしないが、横内先生の知己を得たのは、もうかれこれ十五年も前になるかもしれない。互いに青森県内にいるときは知り合わず、青森、東京と離れてからの付き合いだ。

人は彼のことを、赤ひげとか、異端児、反逆者とか、ある本によれば秋霜烈日《しゅうそうれつじつ》の人とか、いろいろ言うが、私は、津軽の風土が生んだ「じょっぱり男」だと思っている。

その代表格をあげるなら、太宰治、棟方志功、最近では寺山修司だ。いずれも、津軽弁で言うところの、類まれなき「もつけ」で「じょっぱり」「えふりこぎ」で「すけべぇ」なのだ。

ここで言うところの「すけべぇ」は、あの「すけべぇ」も多少はあるが、彼の頭の中から発する、思い、考え、う〜ん、いろいろ考え、行動することが、かちゃくちゃない（津軽弁）ほど、多種多様だ、ということだ。「すけべぇ」も津軽弁的には、こういう解釈もある。

傍から見れば、せっかく弘前大学の医学部、しかも外科を終え、函館の病院や医局勤務をこなし、小さいながらも田子町立田子病院の院長になった若い医師が、なんで百八十度転換するか。しかも、西洋医学と対極にある、漢方医学の世界にどっぷり浸かって。まかり間違えば貧乏暮らしである。

一九九三年九月、横内先生は十一年間勤めた田子病院を辞し、東京に開業した。今は医者の家業も大変みたいだが、当時青森では、まだ医師は「先生さま」の時代。しかし漢方治療を看板に掲げ、癌治療に挑戦した。

以来、抗癌剤は飲むな、これは癌じゃない、と言っては、気功、パワーテストなど、現在の西洋医学の常識に真っ向異を挟み、吠えつづけた。『末期癌の治療承ります』（一九九八年　光雲社）などは、タイトルからして、その最たる著書。

ところが、である。あちらこちらのエライ先生とぶつかりながら、まだ生き延びているからたいしたものだ。並みの人間なら、とっくにつぶされているに違いない。そこが横内正典という男の真骨頂なのだろう。

でも、順風だったわけではない。おそらくは、挫折の連続であったのではないか。いくら信ずる漢方とはいっても、癌はそう簡単に治療、克服できる病ではない。自分の患者を失ったときの衝撃は想像に難くない。そのとき彼は、なぜ、なぜ、と一人悩み苦しみ、その原因を追究し続けたと聞く。

癌の父を、自ら執刀しながら、失ってしまった経験もある。私は医者ではないが、そんな場に置かれたら、後悔と自責の念に苛まれ、傷はおそらく生涯消えないだろう。横内先生の偉いところは、それをもバネとし、自らの治療法を高みに導いたことだろう。尊い犠牲を無駄にすることなく、癌に挑戦し続け、一定の成果をあげていると、私は見る。

こう書けば、人生一直線、えらい堅物に聞こえるが、当のご本人は、医学や周辺の学問以外はあんまり得意ではなさそう。意外に世間知らずの、お坊ちゃま然としている。が、本当のところは、奥さまにでも聞かないと、わからない。

横内先生が開業して、今年は二十年の節目。それだから本を出すわけでもないだろうが、何か書け、と言われたので、私の見た横内正典を書いた。

ちなみに、氏は私より一つ年長。畏兄である。

知人の末期の肺癌を救ってもらった

株式会社セイワ・エンジニアリング青森　代表取締役社長　小枝正博

私が横内先生と知り合いになってから、かれこれ二十年近くになります。

当時は西洋医学の外科医として活躍されていた先生が、漢方と気功で末期ガンを治すということを聞き、最初は長いひげの風貌もあって、なんとなく胡散臭《うさんくさ》いと思っていました。

しかし、私が人生の師匠として尊敬し、父代わりのようにお付き合いさせていただいていた平沢さんという方が、県立病院において末期の前立腺ガンによりベッドから起き上がることもできない状況で、余命一カ月と診断されていたのを、先生に治療していただいたところ、二年程度でゴルフができるようになるまで回復しました。

思えば、二十年前の十一月二十三日、猛吹雪で飛行機が視界不良であったにもかかわらず、先生が搭乗された便だけが唯一着陸でき、降りてこられたときは、あたかも後光がさしているような姿が強烈な印象として今も記憶にあります。

また、わが家の近所にお住まいの方が末期の肺癌で苦しんでおられた時に先生をご紹介し、治療していただいたあと、みるみる回復され、現在はなんの治療もせず完治し、十二年経った現在、元気に日常生活を送っておられます。

さらに、知り合いの二十歳になる娘さんが乳癌と診断され、東京女子医大で手術されると聞いて横内先生に診てもらったところ、誤診と判断され、手術の必要がなくなり、ご家族の皆さんにも本当に喜んでいただきました。

私の知っているだけでも、癌が誤診だったというケースを十数回記憶しています。

威風堂々の風貌で、大変気さくで、人間味のある横内先生は、本当に頼りになり、心強く、尊敬しています。

目次

おわりに　187

巻末特別寄稿

第一部

癌を治す

第1章　人はなぜ癌になるのか

間違いだらけの癌知識

最近、あらゆる病気の原因をストレスと診断する傾向があります。

医師は病気の原因がわからないとき、患者に「ストレスですね」と言っておけば通用してしまいます。患者も社会からストレスという概念をインプットされているので、そう言われて納得していきます。便利で曖昧な言葉になってしまいました。

癌の原因としてもストレスが指摘されています。ですが、私のクリニックにおける癌患者全体のうち、原因がストレスと断定できるのは五％くらいです。例えば、家族の事故で精神的に立ち直れず、発症したという場合です。

ストレスから癌になるのではなく、むしろ「癌があるから、ストレスが生まれる」のです。癌になると、いつも癌のことばかり考えるようになり、その結果、免疫力を弱めます。もちろん、ストレスはとりのぞく必要がありますが、病気になる前からむやみに気にする必要はありません。また、原因をストレスのみで判断することは、間違った治療にもつながります。

ストレスのほかに、いくつかの通説を検証してみましょう。

「癌は家系による遺伝である」

私は、このようなケースはゼロだと考えます。私の患者さんも、半分以上は親が癌ではありません。むしろ、同じ食生活、生活習慣、家庭環境に問題があります。

最近、女優のアンジェリーナ・ジョリーが、遺伝による乳癌を防ぐため、乳房を事前に切除し、物議をかもしました。確かに、遺伝性乳癌・卵巣癌症候群（ＨＢＯＣ）は、特定の遺伝子に変異がある場合に起こりますが、変異のある人がみな癌になるわけではありません。実際には、変異のある人が七十歳までに乳癌になるリスクは、約四五％～六五％とされています。そういう意味では、正確には癌が遺伝するとはいえないわけです。

「若いと癌の進行が早く、年をとると進行が遅くなる」

これも、まったくの誤りです。「七十歳を過ぎたら、癌になっても何もしないほうがいい」などと言う人もいますが、そんなことはありません。七十歳でも治る人は治ります。あきらめず、正しい治療で癌と闘うべきです。

「膵臓《すいぞう》癌の人は助からない」

確かに、膵臓癌患者は年齢にかかわらず、超特急で悪くなってしまいます。ですから、がんセンターでも進行癌の場合、五年生存率はゼロです。しかし、当院では漢方薬と気の治療で助かっている実績があります（巻末の「横内醫院の治療実績数」参照）。

「ｉＰＳ細胞を使えば、癌もなんとかなるかもしれない」

私は「日本再生医療学会会員」でもあるので、ｉＰＳ細胞についてよく理解しています。結論からいえば、今のところ、癌には役に立ちません。ｉＰＳ細胞は、失われた人体の一部を補充する機能なので、癌に対する治療としては役に立たないのです。

ちなみに、網膜を損傷した患者に対しては、網膜の再生が可能になりそうなので、まずはそちらに対する有効性が期待されています。

「放射線治療は髪の毛が抜ける。吐き気がしてつらい思いをする。そのような体調の変化で精神的にまいってしまい、統合失調症になりがちだ」

これはある意味で、正しい認識です。しかし、それよりもっと危険な面を気にするべきでしょう。放射線治療では、皮膚の上から放射線をあてています。それにより、皮膚から癌の場所、そして背中まで、すべて被曝してしまうのです。これによって、次の癌が出来る条件が整ってしまいます。放射線治療では最小量の被曝はやむをえませんが、過剰な被曝は絶対に避けなければなりません（第３章で詳述）。

遺伝子の傷が癌の始まり

まずは、癌化がどうやって始まるのか、簡単に説明しましょう。

人の体は、脳や肺、心臓、胃、腸、肝臓、腎臓、そして子宮や生殖器など、多くの臓器、組織で構成されています。組織は一個一個の細胞から成り立っていて、すべての細胞を合わせると、約六十兆個にもなります。

人の正常細胞には、細胞の増殖がプログラミングされている「癌遺伝子」がありま す。癌の第一歩は、この癌遺伝子に傷がつくことから始まります。これは、「初期化（イニシエーション）」と呼ばれています。しかし、初期化だけでは癌になりません。癌遺伝子と「癌抑制遺伝子」の相互作用が、癌発生と関係しているのです。

癌遺伝子は、現在百種類以上発見されています。

一九七六年、カリフォルニア大学のビショップらが、ニワトリの正常細胞からサーク（ｓｒｃ）遺伝子を証明したのが、癌遺伝子発見の幕開けです。一九八一年には、ボルチモア研究室のワインバーグらが、人の癌から癌遺伝子ラス（ｒａｓ）を分離することに成功しました。

これらの癌遺伝子に対して、「癌抑制遺伝子」が存在します。癌抑制遺伝子の大きな働きは、本来、細胞増殖の調節です。代表的なものに、Ｐ－53とＡＰＣがあります。

一九七九年、英国王立癌研究所のレーンが、癌ウイルスと結合する蛋白質《たんぱく》が核の中にあるのを発見しました。その分子量が５３０００だったことから、その53をとり、頭にｐｒｏｔｅｉｎ（蛋白質の英語）のＰをつけて、Ｐ‐53と命名しました。

その後、一九八三年、レヴィンによって癌ウイルスから分離された当時も、Ｐ‐53は癌遺伝子と考えられていましたが、その後の研究から、癌遺伝子ではなく、癌抑制遺伝子であると確認されました。

正常細胞には、Ｐ‐53がつねに少量認められています。放射線などの外因により、細胞の遺伝子が傷つけられ、癌化の危険性が高まると活性化して量を増やし、癌化を抑制します。細胞の代謝の過程で減少しますが、減少した分はつねに補われます。しかし、ウイルスや細菌、放射線などの外因によって正常に機能しなくなると、癌化が加速します。

癌抑制遺伝子のもう一つの代表が、ＡＰＣです。これは、中村祐輔現東京大学医科学研究所教授が、一九九一年、家族性大腸ポリポーシス患者からその原因遺伝子を解明し、癌抑制遺伝子として分離させました。

フォーゲルスタインの発癌モデル（大腸癌の発生）で説明しますと、大腸正常粘膜内でまずポリープが出来ます。この段階でＡＰＣが不活性化しています。それにより、Ｋ‐ｒａｓ癌遺伝子が活性化し、早期癌をポリープの一部に作ります。さらに、この段階でＰ‐53も不活性化し、進行癌に移行すると考えられています。

癌発生の内因と活性酸素

癌抑制遺伝子を不活性化させ、癌遺伝子を活性化させてしまうケースには、内因と外因があります。遺伝子に傷をつけ、発癌を促進する内因としてあげられるのは、以下の要素です。

1　ＤＮＡ自体の不安定さ
2　ＤＮＡ複製エラー
3　細胞内代謝産物、活性酸素

ＤＮＡ自体の不安定さ、複製エラーの詳細については専門的になるので割愛し、活性酸素について解説します。

かつて、未熟児網膜症が保育器での過剰な酸素投与によって起こることが明らかになりました。「酸素が身体にとって毒にもなる」ことは、衝撃的な事実でした。一九八〇年代後半には、活性酸素やフリーラジカルという言葉が医学界に登場しました。

酸素を呼吸している私たちの体内では、つねに酸素の代謝物である活性酸素が産生されています。活性酸素はすべての動物や植物の体内にあり、細菌やウイルスなどの外敵が体内に侵入したとき、それらを攻撃し、身体を守る働きをします。

ところが、ウイルス、細菌、大気汚染、放射線などの外因により、過剰に活性酸素が産生されると、体内の細胞膜を構成する脂質や蛋白質、核酸、酵素などを攻撃して、細胞膜や組織に障害を起こし、遺伝子を傷つけてしまいます。その結果、多くの病気の原因、発癌、老化などと密接に関係していくのです。

人の身体には、活性酸素を除去する毒消し物質として「スカベンジャー」があります。しかし、活性酸素の発生がスカベンジャーの能力の限界を超えてしまえば、病気の原因になってしまいます。

ちなみに、スカベンジャーは「抗酸化剤」とも呼ばれ、高分子酸化剤と低分子酸化剤に分類できます。高分子酸化剤には、スーパーオキサド・ジスムターゼ（superoxid-dismutase・ＳＯＤ）、カタラーゼ（catalase）、グルタチオン・パーオキシダーセ（gltatione-peroxdase・ＧＳＨ - Ｐｘ）などがあり、低分子酸化剤にはビタミンＥ、Ｃ、Ｂ２、タンニン、カロチンなどがあります。

私は、癌患者に低分子酸化剤を多く摂取することを勧めると同時に、パワーテストで処方する高分子酸化剤の種類も決めていますが、残念なことに、市販のＳＯＤ様作用食品（植物に含まれる低分子抗酸化物質を吸収しやすい形に加工してＳＯＤと同様の作用を持つように開発された食品）は、ほとんど癌患者に適応していないことがわかっています。

いずれにしても、癌治療で重要なのは、内因となる活性酸素の働きを抑えることです。

癌発生の外因となるもの

次に、癌発生の外因を見ていきましょう。

癌細胞がどんどん悪化する時期を「進展期（プログレッション）」と呼びますが、外因は、発生時だけでなく、進展期にも関係してきます。

近年、当院に来られる患者さんに、ある傾向が見られます。

幼児の脳腫瘍患者が増えているのです。癌は本来、加齢とともに増える疾患、というのが医学常識です。四十歳以上が「癌好発年齢」とされ、その世代の人たちに対する癌検診の必要性が指摘されてきました。

では、癌好発年齢ではない、四、五歳の子どもがなぜ脳腫瘍になるのでしょうか。これは、癌が加齢とともに増加する、という考え方では説明がつきません。

そこで私は、脳腫瘍の子どもたちに対してパワーテストで調べてみたところ、次の四点が共通して認められました。

1 脳腫瘍とともに、ウイルスまたは細菌感染がある。
2 食事や飲料に使用していた水が、体に合わなかった。
3 家庭内電磁波被曝が、妊娠中や出生直後から多い環境だった。
4 両親または同居している祖父母のいずれかが、家庭で喫煙していた。
さらに、対象を多くの癌患者に広げてくわしく調べてみると、癌発生の外因がわかってきました。

■癌発生の外因

1 ウイルス感染
2 細菌感染
3 放射線被曝（最先端医療機器）
4 電磁波被曝（電化製品・携帯電話・最先端医療機器）
5 歯科合金がある・噛《か》み合わせが悪い
6 タバコ（主流煙・副流煙）を吸う環境がある

7　食事の偏り（①牛肉　②牛乳　③乳製品　④玄米　⑤健康食品）がある

8　抗癌剤による二次性発癌

こうした外因のうち、複数の環境が多くの家庭にあります。つまり、誰にも癌発生の可能性があるわけです。さらに、「①放射線被曝」「②抗癌剤」「③電磁波被曝」の問題は、癌を治療するはずの医療現場で発生しています。

ともあれ、癌の外因が解明されたことは、癌を治す糸口が発見されたことを意味します。

第2章　生活環境における癌の原因と対策

癌遺伝子のある場所に「ウイルス」がある

近年まで、遺伝子を傷つけるウイルスは癌ウイルスのみといわれてきました。

ところが、バイ・ディジタルO－リングテスト創始者である大村恵昭氏が癌患者を調べた結果、癌患者にOncogeneC - fos - ab2 integrinが存在することが解明されました。

ちなみに、O－リングテストは、物理学（早稲田大学理工学部物理学科）と医学（横浜市立大学医学部）を学んだ大村氏がアメリカで研究開発し、アメリカ特許庁で知的所有権（Ｎｏ．５１８８１０７）を認められたものです。

一九九五年二月、私が直腸癌肺転移の患者さんを治療していたときです。肺転移部分には癌患者に存在するOncogeneC - fos - ab2 integrinがないのに、体調のすぐれない状態が続いていました。私は疑問を持ち、パワーテストで検索を進めてみました。すると、インフルエンザウイルスやサイトメガロウイルスなどを発見しました。つまり、このようなウイルスが癌遺伝子を傷つけ、さらに癌遺伝子の活性化を引き起こし、癌発生の引き金になっていると推察されたのです。

癌の手術後や内視鏡で組織を採取したあと、顕微鏡で調べるために、組織片をプレパラート（スライド）に封入しますが、実際に、そのプレパラートをパワーテストで調べてみると、癌細胞組織中にOncogeneC - fos - ab2 integrinとともにウイルスがあることが発見されました。日本では昔から「風邪は万病のもと」といわれていますが、それが癌にも当てはまるわけです。

癌のもとになるウイルスには驚くべき数があります。

中でも、アデノウイルスは四十五種類も存在しています。ヘルペスウイルスも四十種類が確認されました。私のクリニックでは二〇〇九年からアデノウイルスの六種類を調べられるようになりましたが、ヘルペスウイルスはまだ一種類です。それでも、ほかの病院ではほとんど調べていません。

西洋医学では、癌とどのウイルスが関係しているのか、具体的に定められていません。ウイルスの種類が多すぎるため、すべてを調べられないのです。最近になってやっと、ある種の癌とウイルスに関係があると報道されるようになりましたが、このような事実があってもなお、ウイルス感染の検査をしていないのが実情です。

また、残念なことに現代医学にはウイルスに対する特効薬はありません。抗ウイルス剤はありますが、パワーテストで調べると、まったく患者に適合しないのです。

いっぽう、漢方醫学には「葛根湯《かっこんとう》」など、多くのすぐれた抗ウイルス薬があります。さらに、パワーテストにより、「葛根湯」とエイコサペンタエン酸（ＥＰＡ）とドコサヘキサエン酸（ＤＨＡ）の併用が抗ウイルス効果を高めることがわかりました。

私の治療では、患者さんからどのウイルスが発見されたかによって漢方薬を決め、煎じて飲んでいただき、ウイルス感染の数値を下げていきます。癌治療は癌のウイルスだけでなく、「癌を加速させているウイルスの撃退」を視野に入れるべきです。

■考えられるウイルス感染の種類

・アデノウイルス（1、2、3、5、6、11）
※全四十五種類中、横内醫院で検査可能なもの
・ヘルペスウイルス（1）
※全四十種類中、横内醫院で検査可能なもの
・帯状疱疹ウイルス
・インフルエンザウイルスA、B
・サイトメガロウイルス
・ロタウイルス
・RSウイルス
・B、C型肝炎ウイルス
・EBウイルス

・その他

全身の病気と関係する「細菌」

ウイルスとともに、癌遺伝子を傷つけるのが細菌です。

パワーテストで確認した結果、いちばん多い細菌はクラミジア・トラコマーテス（以降、クラミジアと記述）とわかりました。

クラミジアは、トラコーマという結膜炎を起こすことで名づけられた細菌です。近年はトラコーマの発症が少なく、眼科医ですら、もはや存在しない細菌であると認識しています。しかし、パワーテストでは、眼科医が「アレルギー性結膜炎」と診断しているほとんどの原因がクラミジアであると判明しています。

クラミジアは、性交渉による性病の原因菌としても知られています。性病では梅毒、淋病、エイズが問題とされますが、泌尿器科で深刻な問題は、クラミジアが非常に難治性であることです。

栃木県小山市の開業医、原田一哉氏は、泌尿器科の専門医で医学博士ですが、博士の研究によれば、クラミジアは性交渉による感染もあるものの、患者の家族三世代にわたってクラミジアが認められることから、「母子感染が主たる原因」としています。

実際に、癌患者の癌の部分や、手術後の癌組織のプレパラートを私がパワーテストで調べてみても、OncogeneC - fos - ab2 integrin（接着分子）、アデノウイルスとともに、クラミジアがほぼ一〇〇％発見されます。これは、癌遺伝子をクラミジアが傷つけている、もしくは癌発生と明確に関係があることを意味します。

また、クラミジアは、結膜炎だけでなく、全身の病気と関係していることが、原田氏のＯ－リングテスト、私のパワーテストでも確認されました。頭痛をはじめとしたすべての痛み、神経痛、肩凝り、眩暈《めまい》、耳鳴り、中耳炎、アレルギー性鼻炎、アトピー性皮膚炎、心身症、咽頭炎、扁桃腺炎、喘息《ぜんそく》、心筋梗塞、不整脈、糖尿病、慢性肝炎、胃潰瘍、胃炎、膀胱炎、生理不順、生理痛、鼠蹊《そけい》リンパ肉芽腫など、あらゆる病気で検出されます。心筋梗塞については、読売新聞でもクラミジアとの関係が報道されました。

図1　クラミジアと心筋梗塞をとり上げた読売新聞の記事

夕刊　讀賣新聞

2月22日　土曜日

1997年(平成9年)

発行所　読売新聞社

東京都千代田区大手町1-7-1

郵便番号100-55

電話(03)3242-1111

THE YOMIURI SHIMBUN

EVENING EDITION (日刊)　第43398号　©読売新聞社 1997年

心筋梗塞に「感染症説」

病巣からクラミジア

山口の病院で研究

心筋梗塞《こうそく》や狭心症の原因になる冠動脈硬化は、肺炎クラミジアという細菌によって引き起こされる感染症である可能性が出てきた。わが国や米国などの研究で、硬化した病巣からクラミジアが集中的に検出されているためだが、これらの虚血性心疾患は、食事や高血圧などが原因とされていた常識を覆すものとして、今後の研究の進展が注目される。治療法も、抗生物質など薬剤で細菌を取り除く除菌療法が考えられる。

山口県済生会下関総合病院の尾内一信小児科部長らのグループは、肺炎クラミジアによる呼吸器系疾患が幼児に比較的多いことから、この病原体の研究を多角的に進めていた。その過程で、冠動脈、腸骨動脈に硬化が見られた三十九人（五十―七十歳代）の患者から採取した病巣を、特殊な染色法など複数の方法で調べたところ、冠動脈硬化があった二十九人のうち、七割近い二十人から肺炎クラミジアが見つかった。

さらに、心筋梗塞で死亡した四人中、二人の冠動脈から肺炎クラミジアを検出。他の臓器や組織からは全く検出されなかった。

米国でも盛んに研究が進められ、ユタ大学グループは、冠動脈硬化がある九十人の採取病巣のうち、七十一人（七九%）の標本からクラミジアを検出した。その一方で、動脈硬化病変が見られない二十四例の標本を調べても、クラミジアは一例しか検出されず、この菌と冠動脈硬化の関連が濃厚と報告している。

尾内部長は「クラミジアが冠動脈硬化形成に何らかの関係があることは確かだ。しかし、これまでいわれてきた高コレステロール食や高血圧などの危険因子にクラミジアがどう重なっているのかも含め、今後の研究で詳細に解明する必要がある。因果関係がはっきりすれば、予防のためのワクチンや抗菌剤による除菌治療が考えられる」と話している。

肝炎の患者の場合、クラミジアはC型肝炎ウイルスやB型肝炎ウイルスとともに、病気を悪化させています。しかし、肝臓病専門医ですら、クラミジア感染による肝炎に気づかず、薬物由来の肝炎と診断するケースが多いのです。

癌患者を治療するうえでは、先述したウイルスとクラミジアを克服することが緊急の課題です。ところが、現代医学の抗生物質にクラミジアの特効薬はありません。エリスロマイシン、ミノサイクリン、クラリスロマイシンなどの抗生物質に多少の効果が認められますが、撃滅できないのが現状です。

漢方薬なら、クラミジア克服にも効果を発揮します。竜胆瀉肝湯《りゅうたんしゃかんとう》、大柴胡湯《だいさいことう》、桂《けい》枝《し》二越婢一湯《にえっぴいちとう》加減、桂枝茯苓丸《けいしぶくりょうがん》など、多くの漢方薬があります。もちろん、これらの漢方薬も癌患者一人一人にパワーテストを行い、決定します。

クラミジアがやっかいなのは、「牛乳、乳製品が大好物」ということです。ですから、それらを摂取するのは細菌に餌をやるようなものです。

ちなみに、クラミジア以外の細菌感染には、ヘリコバクターピロリ菌、黄色ブドウ状球菌、緑膿菌、結核菌、マイコプラズマ肺炎などがあります。

「電磁波」がとびかう住居は癌の培養器

一般的には「電磁波は人体に影響がない」といわれています。西洋医学的な観点からみて、血液検査をしても異常が認められないからです。

いっぽう、東洋醫学からすれば、電磁波によって「気」の変化が起きているのが認められます。

人間の身体には、経絡《けいらく》という「気」が流れている道があります。気の流れは図２のように、背骨の真ん中（督脈）を上って、身体の前面中心（任脈）を下る方向に流れています。その「気」が、電磁波を浴びた瞬間に停滞してしまうのです。

東洋醫学では、「気の停滞」とは「気の病」であり、病気のいちばん大きな原因と考えます。気の停滞により、ウイルスや細菌が人体にいとも簡単に入るきっかけが出来てしまうわけです。これが癌発生の大きな引き金となります。

家庭で使用される多くの電子機器からは、目に見えない電磁波が放射されています。

図２　人の身体の気の流れ

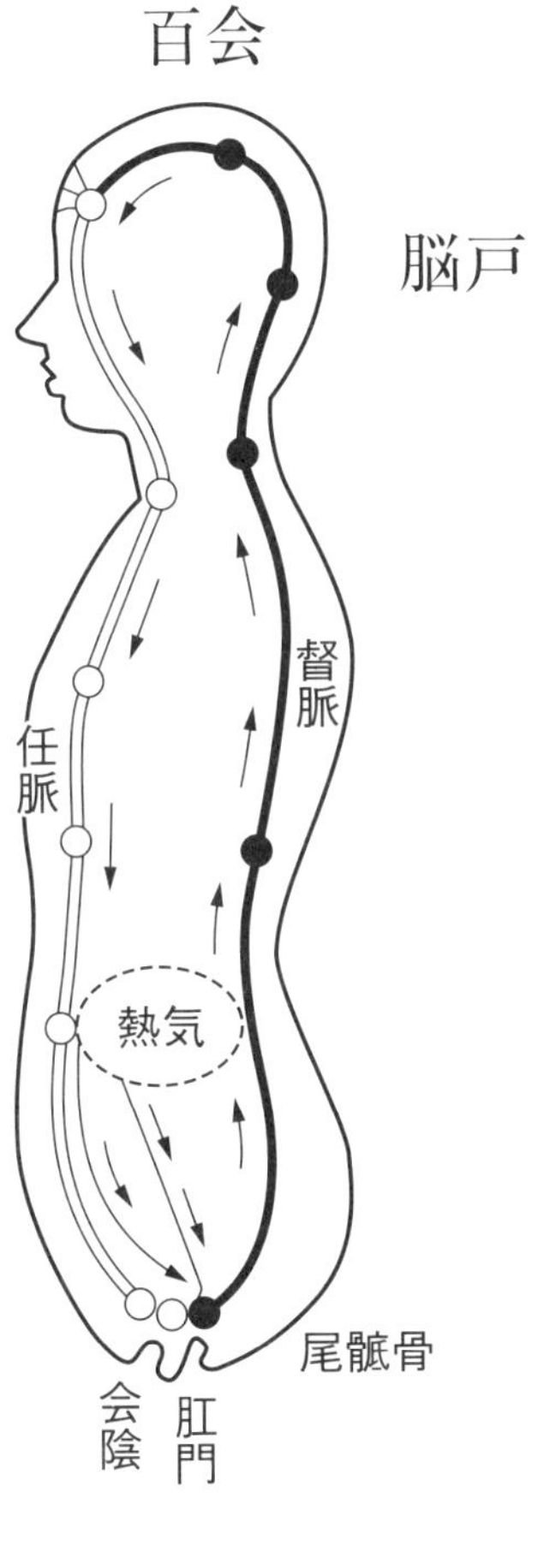

パワーテストで診断すると、電磁波を浴びた身体には「気の停滞」が起こっています。特に、家庭の電化製品による電磁波被曝は深刻です。「2mGaus以上の電磁波を被曝していると、数年後には電磁波に誘発された癌が発生する」と警告されていますが、2mGausといえば、電化製品のあふれる普通の家庭環境ではいとも簡単に被曝してしまう量です。

電子レンジは、使用中に200mGausもの高周波電磁波を発生させます。しかも、使用していないときですら、コンセントから電源コードをはずしていなければ、住居内に1mGaus近い電磁波が満ちあふれている計算になります。

北国の寒い地方の高齢者にとって、冬の必需品ともいえる電気毛布も危険です。毛布が直接肌についたり、近かったりするために、電磁波による人体への影響が大きくなります。ホットカーペットも、直接足や肌に接するため、危険が大きいといえます。

ちなみに、アメリカでは、電磁波の発生が少ない電気毛布が発売されています。消費者が電磁波問題に気がつき、そのような電気毛布の提供をメーカーに求めたのです。メーカーがこの要求にすばやく対応したのはいうまでもありません。

ところが、日本では、消費者もメーカーも、電磁波被曝を軽んじています。「消費者が問題にしないからつくらない」というメーカーの姿勢も、ちょっと情けない。

電気コタツも１００mGausの電磁波を発生します。これは要注意です。できれば使用しないで、昔ながらの暖房器具を使う、靴下を厚くするなどの工夫で冬を乗り切ってほしいものです。蛍光灯、エアコンも電磁波を発生させています。

電化製品には、便利さの裏に健康への悪影響があります。冷蔵庫以外の電化製品は、使用していないとき、コンセントからプラグを抜くことを心掛けたいものです。

また、高圧電線や鉄道沿線、幹線道路沿いも電磁波被曝が多く見られます。実際に、アメリカやスウェーデンでは、高圧電線の周辺住民に白血病や脳腫瘍の発生が多い事実が報告されています。

携帯電話の「電磁波」と脳腫瘍の関係

携帯電話も、電子レンジと同様、２００mGausの電磁波を発生しています。

しかも、電子レンジより始末が悪いことに、耳や脳に直接、電磁波を照射していま す。これでは、電子レンジの中に頭を突っ込んでいるようなものです。また、電源を 切っている場合でも、中に電池が入っていますから電磁波は発生しています。

携帯電話は、多くの電子機器が使用されている医療機器にも悪影響を与えています。 輸液ポンプや心臓のペースメーカーに誤作動を起こさせ、患者に命の危険を与える ことはよく知られています。多くの病院では病室内での携帯電話の使用を禁止してい ますが、メールならいいとか、待合室ではいちいち注意できずに黙認しているとか、 判断が実に曖昧です。寝たきりで動けない患者以外は使用制限をするべきです。

また、電車や公共の場でも使用を禁止すべきです。ペースメーカーで命を守ってい る患者は、携帯電話から離れるだけでなく、携帯電話を持っている人に電源を切って もらう権利があります。法的規制を早めないと患者の命が危ないのです。

私の患者さんにこんな人がいました。

彼は直腸癌手術後三年目に、右脳側頭葉に転移があり、来院しました。仕事の都合 で携帯電話を使用する機会が多く、受信するときに押し当てていた右側頭葉に転移したと考えられました。

携帯電話と脳腫瘍の関係については、メディアでもたびたびとりあげられています。以下は、「ＧＥＮＤＡＩ　Ｏｃｔｏｂｅｒ２００８」より抜粋した記事です。

※　※

携帯電話の電磁波による腫瘍リスクはこれまでも一部では指摘されていたが、発症までの潜伏期間が長いためか、問題視されることはなかった。しかし、世界中で携帯の十年以上の長期使用者が増えた今、状況は変わった。欧州などで最近、「長期使用すると腫瘍リスクが高まる」との調査結果が発表され、米国では「携帯によって脳腫瘍になった」とする訴訟が相次いでいる。ユタ大学のオム・ガンジー博士は、「人体に吸収される携帯電磁波のエネルギー量が大人と子どもでどう違うか」を調査した。五歳児の脳は携帯電磁波の熱を大人の四倍以上も多く吸収し、五歳児の目は十一倍以上も吸収してしまう。しかも、身体の保護組織が出来上がっていない子どもは大人よりはるかに有害物質の攻撃に弱い。

このような状況を受け、英国政府は二〇〇五年一月、「十六歳以下の子どもの緊急時以外の携帯使用を控え、十歳以下の子どもの使用を禁止するように」と勧告し、携帯会社にも子ども向け販売キャンペーンをやめるように求めた。

米国人疫学者のジョージ・カーロ博士によると、現在、英国、フランス、ロシア、イスラエルが子どもの携帯使用を制限・禁止する勧告を出しているという。

いっぽう、日本政府はこのような勧告をしていない。カーロ博士は、日本の携帯使用者にこう警告する。「政府が消費者を守ってくれると考えるのは甘すぎる。政府は携帯業界が提供したデータをもとに規制をつくっているが、その情報の多くは古く、時代遅れのものです。政府が電磁波の危険性の確証を得た頃には、すでに脳腫瘍が蔓延しているかもしれない。だからこそ早く防護策を取らなければならないのです」

※　　※

現在、電磁波対策として、電磁波除去をうたった製品が多く発売されています。しかし、市販の製品を集めてパワーテストで検査しても、除去効果はありませんでした。同様のことを、京都大学理学部の荻野氏も報告しています。

市販の電磁波防御グッズがだめなら、と、私がつくったのが「有害電磁波ブロッカー」です。電磁波を浴びても気が停滞しないことを目的とした、電磁波除去装置です。

体をむしばむ「歯科合金」

虫歯の治療で歯に詰めた金属が溶け出している、という話は、読者のみなさんも聞いたことがあると思います。前項の携帯電話との関係性でいえば、携帯電話をかけると、その電磁波によって歯科合金が溶け出してしまうのです。とはいえ、ナノグラムという目に見えない単位なので、危険に感じている人は少ないようです。

しかし、現実に皮膚病患者はたくさんいます。

当院に来院する皮膚病の患者さんには、次のようなケースがよく見受けられます。皮膚科の病院でいくら治療しても治らなかったのが、私のすすめで、口の中の金属をはずしただけで、あるいは歯並びを変えただけで、皮膚病がすぐに治るのです。これは、歯科合金をとり除いたことで、弱まっていた口腔内の免疫力が上がったため、症状が出なくなったわけです。口の中の金属は、すぐにほかのものにとりかえる対策が必要です。

歯といえば、噛み合わせの問題も重要です。噛み合わせが悪くなると、顎関節に影響が及びます。そして、顎関節に関係の深い、脳に影響が出ます。正しい噛み合わせで、ひと口三十回以上、よく噛んで食べれば、脳の血流が良くなります。

ちなみに、「パセリ」に有害成分を吸着して体外に出す効果があることを、私はパワーテストで確認しています。食物に含まれている有害成分には、ダイオキシン、食品添加物、農薬、防腐剤、重金属、抗生物質、合わないと判定された薬などがありますが、これらの毒消しに有効です。炒めても効力が落ちないので、大いにお召し上がりください。

「タバコ」を吸いながら癌を治した患者はいない

タバコが癌遺伝子を傷つける大きな因子であることは、ＷＨＯでも確認されています。タバコを吸うと煙が体内に入り、煙に含まれる発癌物質が直接その場所を刺激して、癌発生の下地をつくります。肺癌、喉頭癌の頻度が高く、食道癌、舌癌、咽頭癌などが次いでいます。

また、タバコの煙に直接曝《さら》されない部分にも、癌発生が多く見られます。肝臓癌、膵臓癌、胃癌も、喫煙者の発生頻度が高く見られます。

では、肺癌とタバコの関係を死亡数から見てみましょう。

一九四七年、肺癌死は日本中でわずか七百六十八人でした。それが、タバコ消費量の増加とともに胃癌死を抜き、約六十年後の二〇〇九年には男女とも癌死ではダントツの一位になりました。国立がん研究センターがん対策情報センター（http://ganjoho.jp/public/statistics/pub/statistics01.html）によれば、肺癌死は男性で四万九千三十五人、女性で一万八千五百四十八人にもなります。

タバコには、ニコチンをはじめ、約四千種類の有害物質が含まれています。この中には、最強の発癌物質、ベンツピレン、ニトロソアミンのほかに、ニコチン、タール、ジメチルニトロソアミン、ホルムアルデヒドなどの発癌物質が約四十種類もあります。タバコに含まれる有害物質は、枚挙に暇《いとま》がありません。

一九九六年、静岡県立こども病院の加治正行医師は「家族が子どものいる場所でタバコを吸うと、鉛が子どもの体内に蓄積する」と報告しています。

私もパワーテストで肺癌患者の体内の水銀分布を調べますが、癌細胞にも、転移している部分にも、癌の存在部位すべてに無機水銀が存在していることがわかりました。そこで、患者が喫煙しているタバコを調べてみると、微量の無機水銀が含まれている場合が多いのです。

タバコを一本吸うと、吸った人の身体の中で二十五ミリグラムのビタミンCが破壊されます。これは、一日に必要なビタミンCの量の半分です。ビタミンCが破壊されると胸腺の働きが低下し、T細胞の活性化が減少します。これによって、さらに免疫機能が低下し、癌遺伝子の傷の修復が難しくなります。傷が修復しない遺伝子は細胞に変異を起こし、癌を引き起こします。

さらに、副流煙の問題も重要です。パワーテストの結果、吸ったときに一とすると、吐き出したときにはその五十二倍もの発癌物質が出ているのがわかりました。鉛の蓄積だけでなく、主流煙以上の害があるのですから、喫煙者のまわりの人々の被害は深刻です。

国立がんセンター研究所元疫学部長である平山雄氏の十四年間の追跡調査によると、「夫が一日二十本以上タバコを吸っている場合、妻はタバコを吸わなくても、肺癌にかかる率が非喫煙者の夫を持つ妻の二・〇八倍もある」そうです。

タバコの害はこれだけではありません。タバコの煙は脳の血流を阻害するのです。喫煙してもらったあとにパワーテストで調べると、喫煙前、頭部になかったはずのトロンボキサンＢ２がはっきりと現れます。トロンボキサンＢ２は微小循環不全（細胞で十分な酸素の供給やエネルギーが発生しないとき）のさいに出現する物質であり、これは脳の働きが低下していることを意味します。また、喫煙前と喫煙後で計算をしてもらった場合、単純計算であるにもかかわらず、喫煙後に正解率が落ちると報告されています。

また、薬を服用したあとで喫煙すると、薬効が半減してしまうことがパワーテストで判明しています。これは、神戸海星病院の中野次郎医師による、「タバコの成分が特定の薬を分解する酵素を増やす」という報告からも裏づけられています。副流煙を吸い込んだだけでも薬効は半減しますから、要注意です。

タバコが薬効を半減させるのを知らない医師は、癌患者を治せません。タバコを吸う（吸わされる）患者にその事実を伝え、注意するのが治療なのに、それができないからです。当然、愛煙家の医師には治療の資格もありません。

実際に、私のクリニックにおいて、タバコを吸いながら癌を克服した患者さんは一人もいません。ですから、患者さんはタバコ禁止です。現在、癌治療を受けている患者さんは、癌を治したかったら即刻、タバコをやめてください。同居するご家族に愛煙家がいるなら、その人がやめなければなりません。タバコは、百害どころではないのです。

ちなみに、飲酒も癌患者にとっては自殺行為です。なぜなら、アルコールは癌成長のガソリンになってしまうからです。つらいですが、断酒から癌との闘いを始めなければなりません。ただし、永久にやめなければいけないわけではありません。

患者さんの状態によって差はありますが、平均で三、四カ月ガマンすれば、飲んでも大丈夫な時期はやってきます。患者さんの楽しみをまったくなくしてしまうというのも、さびしいものです。私がパワーテストで調べて、癌の勢いがかなり弱くなったと判定できた段階で、「今日からコップ一杯はいいですよ」というようにお伝えしています。

食事の偏り「玄米・健康食品・牛肉・乳製品」で免疫力低下

英語では癌のことをｃａｎｃｅｒ、ドイツ語ではｋｒｅｂｓといいます。両方とも「蟹」という意味で、癌が進んだときのかたちが蟹に似ているところから、そう呼ばれるようになりました。すなわち、英語もドイツ語もその形態を表現しており、原因を表してはいません。

いっぽう、漢方醫学では、癌患者をつぶさに観察した結果、「癌」という文字を作りだしました。一一七一年、「自分の好きな品（食品）を、山ほど食べた人がなる病」として、中国・宋王朝時代の東軒《とうけん》居士《こじ》が作った文字です。癌に対して、これほど原因に迫り、的確に表現している文字はありません。古代においても、現代においても、原因に対する深い洞察力は漢方醫学にあるのです。

癌と食事との関連性としては、このほかに「アフリカのバンツー族には大腸癌の発生が少ない」という報告があります。彼らは繊維の多いイモ類を主食としていますが、便中にはビフィズス菌をはじめ、アシドフィリス菌など良性の腸内細菌が多く検出されています。

では、日本の癌事情はどうでしょうか。

一九七六年には、癌の死因のトップは胃癌でした。米を多食し、塩分を多くとる。これが胃癌発生の典型的なパターンです。それが、先述したように喫煙者の増加で肺癌がトップになりました。伝統的な日本の食文化も変化し、江戸時代までは牛を食べていなかった日本人が、牛肉や乳製品を多く食べ始めました。その結果、高蛋白、高脂肪食の欧米化が進み、乳癌や大腸癌が増加しました。

パワーテストの調査でも、食べ物と癌との関係がわかっています。

例えば牛乳ですが、成長した牛は母牛の乳を飲んだりしません。子牛のみです。その子牛は、人間の赤ちゃんの何倍もの早さで成長します。牛乳というのは、そのような早い成長を促進するためのホルモンやホルモン様物質を高濃度に含んだ「ホルモンカクテル」なのです。急速に成長する子牛にとっては素晴らしい飲みものですが、子牛の細胞分裂を刺激するようにデザインされた物質を含む牛乳を、成熟した人間が口にするのが問題です。この牛乳が癌の原因となります。

また、先述したように、癌細胞とともに顕著に見受けられる細菌、クラミジア・トラコマーテスの大好物は、牛肉、牛乳、乳製品です。摂取するのは細菌に餌をやるようなものです。

伝統的な日本の食生活が変化するいっぽう、健康食品ブームが隆盛をきわめています。中でも、注目を集める食材の一つが玄米です。日本では、明治以来、玄米食に対する幻想に近い信仰がありますが、昨今のブームで食べる人も多くなっています。

かつて、高橋晄正氏が『自然食は安全か』（農文協、一九八九年）で、玄米食における栄養分の吸収率や体内吸収量の悪さなどを列記しました。玄米のカルシウム、マグネシウム、鉄分の吸収阻害作用を述べ、残存農薬についても言及し、スミチオンなどは危険量を摂取する危険があると、玄米健康法に対する批判を行っています。

漢方、食養生の考えからすると、玄米は身体を冷やす涼性食品に属します。体を冷やすフィチン酸という成分が含まれています。つまり、毎日食べると身体を冷やしてしまい、免疫力を弱め、病気と闘う力を阻害する危険があるのです。

パワーテストで玄米を調べると、無農薬で作られた玄米でも患者に適合することはほとんどありません。玄米健康法は間違いであり、癌患者は食べるべきではありません。

でも、こんなことを言う方もいるかもしれません。

「便秘だった私が玄米を食べ始めてから、とても気持ちよく便が出るようになりました。どこが悪いんですか?」

これは、玄米が身体に合わないため、身体自身が、自分から外へ出そう、出そうとしているだけです。どうしても食べたいという人は、五分づきや七分づきなどにして、普通の白米の三、四倍もよく噛んで食べるようにしてください。

問題のある食べ物は、ほかにもあります。健康食品です。

プロポリス、アガリクスなど、多くが「癌に有効」とのうたい文句で販売されています。体験談をねつ造した社会問題もありましたが、健康食品の本を読んでも、癌が治ったといえる五年生存率がほとんど出ていません。その多くが、「医師から余命半年と言われたが、この健康食品で半年以上生きた」などの類いですが、現代医学の抗癌剤などをやめたために半年以上生存したのか、それともその健康食品の効果によるのか、判定できません。私は健康食品もパワーテストでしっかり調べ、その患者さんに合ったものだけに限り、口にしてもらうようにしています。

「農薬、食品添加物、ポストハーベスト」に注意

食事の偏りとともに問題なのは、食物に含まれる有害物質です。

野菜は、旬の時期に食べれば栄養分も一番多く、おいしいものです。しかし、一部の農家が消費者の購買意欲をそそるため、旬を無視した促成栽培の野菜を作り、販売していることに問題があります。

この促成栽培によって作られたハウス野菜には、早く収穫するために硝酸態窒素を含む肥料が大量に使われます。この硝酸態窒素が蛋白質のアミノ酸と結びつくと、発癌物質であるニトロソアミンを発生させます。発癌物質を体内につくらないためにも、危険が少ない旬の野菜を食べる習慣を心がけたいものです。

食品添加物にも注意が必要です。

ハムやソーセージなどの発色効果を上げるために使われている添加物に、亜硝酸ナトリウムがあります。この亜硝酸ナトリウムは、魚介類に含まれるジメチルアミンと結合すると、発癌物質であるジメチルソアミンが形成されてしまいます。ジメチルソアミンを発生させないためには、ハムと魚はいっしょに食べないことです。

二〇一〇年、日本では夫婦の生涯出産数が平均一・九六人と、初めて二人を割りました。核家族化もあり、日本の家庭の食生活も変化しています。夫婦共稼ぎのために、食材選びや料理に時間がかけられないという家庭が少なくありません。また、中高年の独身者も増加しており、「個食」が珍しくない時代です。そうなると、つい、便利な食品に飛びついてしまいがちです。

スーパーマーケットの野菜売り場では、キャベツ、白菜、大根などが、丸ごとではなく、カットして売られています。カット野菜のビタミンＣは量が半分以下に減少している場合が多いだけでなく、長時間置くと細菌が発生して食中毒の原因にもなります。

生鮮食品の色を白く見せるために漂白剤を使用する、野菜の色を鮮やかに見せるために禁止されているはずの着色料（食品添加物）を使うという場合もあります。色がきれいでも、新鮮なのかどうかは疑問です。

輸入食品に使用されている防カビ剤もおそろしい問題です。

農産物の収穫後、保存などを目的として使用されている農薬がポストハーベスト（post‐harvest）です。これは、オルトフェニルフェノール（ＯＰＰ）とチアベンタゾール（ＴＢＺ）という食品添加物です。ＯＰＰには発癌性が認められており、ＴＢＺには催奇形性が報告されています。催奇形性とは、妊娠中に投与すると胎児に奇形を発生させる可能性があるというものです。

かつて、２・４・Ｄが輸入レモンから検出され、大騒ぎになりました。この２・４・

Ｄは枯れ葉剤に含まれる主成分で、発癌性があり、日本では承認されていません。ところが、輸入柑橘類のレモン、オレンジ、グレープフルーツには、皮や果肉に防カビ剤が残留しているケースがある、と私はパワーテストで確認しています。

食品のカビにも注意が必要です。

カビのついた飼料を食べた養殖魚が肝臓癌で死んだというニュースもありました。ピーナッツなどの豆類、トウモロコシなどに出来るアスペルギールスは、別名コウジカビとも呼ばれ、自然界で普通に見られるカビの一種です。このアスペルギールスが産生するアフラトキシンＢ１にも、発癌性が認められています。癌抑制遺伝子Ｐ‐53の突然変異を起こすことが解明されているのです。

私たち消費者は、食品に対してもっと注意を払わなければなりません。

癌になってしまったという「ストレス」

配偶者の死去によるストレスは、身体に一番ダメージを与えるといわれます。

確かに、夫や妻の死亡一年以内に配偶者が死亡しているケースが多く認められます。ストレスの多い順には、刑務所入り、離婚、クビ、夫婦別居、会社の倒産、子どもの非行、肉親の死、浮気、転職、結婚が続いています。

ストレスを身体が感じると、副腎皮質から糖質コルチコイドというステロイドホルモンが放出されます。すると、免疫系にマイナスに作用し、リンパ球を死滅させ、マクロファージの活性を低下させてしまいます。マクロファージは、大食細胞、貪食《どんしょく》細胞とも呼ばれ、生体に侵入した異物や細菌、体内に生じた変性物質を食べてしまう細胞です。

また、ストレスはＮＫ（ナチュラルキラー）細胞活性を低下させるともいわれています。すると、遺伝子を傷つけるウイルスや細菌に対する抵抗力が低下して、癌発生の引き金となっていきます。

先述したように、当院の患者さんで癌になった原因を調べた結果、ストレスだと指摘できるのは、すべての癌患者の五％程度です。ストレスから癌になったのではなく、「癌になってしまったという不安からストレスが生まれる」といえます。いつも癌のことばかり考えていれば、その結果、免疫力を弱めてしまいます。

ですから、癌になってからのストレスは取り除かなければなりません。癌患者にとっては、癌であることが一番のストレスです。そのストレスを解消するには、「癌におびえず、癌になった理由を知り、対策を正確に立て、実践していく」ことです。

そのために、本書で述べている知識を役立てていただきたいのです。

「大気汚染・水道水・卵」における問題の改善

一九九八年に私が出版した『究極の癌治療』（たま出版）において、私が癌の原因として挙げていた要素のうち、改善されたものがいくつかあります。

その一つが「大気汚染」です。今から二十年前、つまり一九九三年頃には青森から東京へ飛行機で移動してくると、関東の空が黒ずんで見えたものでした。工場の排気やディーゼルエンジンの排出ガスによる大気汚染が大問題となっていました。

それが、二〇〇九年十月から適用が開始された「ポスト新長期規制」をきっかけに、排出ガスのクリーン化が進みました。ポスト新長期規制とは、新車の乗用車、トラック、バスから排出されるＮＯｘ（窒素酸化物）、およびＰＭ（粒子状物質）の低減を図るのを目的として、国土交通省によって制定された自動車排出ガス規制の基準となったものです。世界的にも非常にきびしい規制として有名であり、この規制をクリアしているクリーンディーゼル車はエコカーとして補助金・減税対象の車両にもなっています（クリーンディーゼル普及促進協議会ホームページより http://www.cleandiesel.gr.jp/about_cleandiesel/cleandieselcar-appeal.html）。

　また、工場の排気規制も進んだので、今では飛行機に乗っても東京の空がきれいに見渡せるようになりました。癌患者の癌の原因をパワーテストで調べてみても、日本に限っては「大気汚染」があてはまらなくなったのはいいことです。

　また、以前の私は「水道水の大半は飲用不適合！」と指摘していました。

　一九九六年、日本中に病原性大腸菌Ｏ《オー》－１５７による食中毒が発生して以来、水道水の塩素含有量が特に多くなりました。塩素ガスが溶出した水道水を摂取すると、塩素ガスは体内に入り、身体に必要な腸内細菌まで殺してしまうのです。ビフィズス菌やアシドフィリス菌など良性の腸内細菌は死滅し、悪玉の大腸菌が増殖し、アンモニア、硫化水素、インドール、スカトールなどを発生させます。

これらの物質は腸管粘膜から吸収され、肝臓を直撃します。解毒作用の強い肝臓でも、大量の毒となれば解毒しきれません。結局、肝機能障害を起こし、免疫力が低下します。その結果、種々の病気発生の原因となります。

それだけに、当時の水道水は問題があったわけですが、現在、日本の家庭で使われている水道水にはオゾン消毒が加えられ、質がよくなっています。

お米を炊く、飲む、料理に使うだけでなく、当院の治療では処方した漢方薬をその水で煎じて飲んでいただくわけですから、特に水は重要です。

ちなみに、近年は外国のミネラルウォーターを買って飲む人が多いようですが、日本人の身体には日本の水のほうがはるかに適しています。日本にいるのに、わざわざ外国の水を飲んで免疫力を落とす必要はありません。

さらに、私はこれまで「生卵はダメ！」と主張してきましたが、それはサルモネラ菌による食中毒の問題があったためです。外国では衛生管理が徹底していない国も多く、いまだに食中毒の危険がありますが、これも日本の卵に限っては、現在、鶏にサルモネラ菌のワクチン接種が行われているので、ほとんど問題ありません。

第3章　医療環境における癌の原因と問題点

検査における「放射線被曝」

病院では、以前からエックス線被曝が問題となっていました。

その環境改善は、被曝の機会が多い医師や医療従事者から始まりましたが、長らく患者の被曝は無視されたまま、検査や治療が行われてきました。近年になって、ようやく患者保護の考えが芽生え始めています。

検査によるエックス線被曝が問題になるにつれ、かつて施行されていた小中学校での春秋の身体検査でも胸部エックス線撮影が行われなくなりました。

しかし、朝日新聞（二〇一二年七月十日付）でも指摘されているように、まだまだ日本は「医療被曝大国」であることに違いはありません。以下、抜粋して紹介しておきます。

※　※

放射線検査による年平均の被曝線量は、日本人一人あたりで約三・八ミリシーベルトと、先進国平均の二倍だ。治療で浴びる線量は、ＣＴ検査より数倍以上多く、どの病院でも綿密な照射計画を作って厳密に放射線量を管理している。いっぽう、検査については過剰な被曝を防ぐ手立てを講じていない医療機関も少なくない。日本放射線技師会は、二〇〇五年、なんらかの対策が必要と、「医療被ばく低減施設」の認定を始め、全国で三十一病院が認定を受けた。患者ごとに放射線検査の被曝線量を記録し、患者の希望があれば、過去にさかのぼって線量を伝えるという取り組みを始めている。赤羽恵一・放射線医学総合研究所医療被ばく研究推進室長は「患者個人の線量を知るには、まず病院が、自分たちが実施する放射線検査の線量を把握しなければならない。しかし、それすらできていない病院が少なくない」と指摘する。

※　　※

二〇一一年三月十一日、東日本大震災で福島第一原発事故が起きました。事故による放射線被曝量の年間積算値が二十ミリシーベルトを超える場合、その地域の住民は避難の対象になります。新聞では、一様に、一回のCT検査で受ける被曝量は七ミリシーベルトと報道されていますが、造影CT検査（造影剤を静脈内に注射してからCT撮影をする検査）で受ける一回の被曝総量は二十ミリシーベルトに達します。これでは、一回のCT検査を受けるのにも、「必死の覚悟」で臨まねばなりません。

CTスキャン一回の検査で、驚くことに百五十日も命が縮まり、胃のバリウム検査では一年半も寿命が縮むと計算されています。

第4章で治療経過を紹介している向井楠宏さんは、私のクリニックに来院する前、病院で末期癌と診断され、CT検査を三カ月ほどの間に六回も受けさせられました。それに加えて、一週間~十日間隔での胸部のエックス線撮影、並行して総量六〇グレイにのぼる放射線治療を受けました。その後、これらの治療を拒否してからは、当院と西洋医学の協力態勢により、癌からの生還を果たすわけですが、「最初に受けた放射線被曝による後遺症発現の不安は、治った今でも心に残ったまま消せない」と語っています。

治療における「放射線被曝」

放射線治療とは、癌に放射線を照射して癌細胞を破壊する治療法です。

この治療法は、癌だけを直接照射するのだろうと錯覚している人が多いのですが、まったく違います。放射線を体表部分から体内にある癌に向かって照射するのですから、通り道にある血管・細胞にも当然、照射されます。さらに、放射線は癌を照射してから背骨側に抜けますから、その道筋にある血管・細胞にも損傷を与えます。

ただし、人間の身体は、急速にこの損傷を補う機能を持っています。この機能があるために、創傷や外科手術の痕《あと》も治るのです。とはいえ、それはあくまで健康体の人の場合です。癌で体力が衰えているところへ、さらに放射線で追い打ちをかけて身体を痛めつければ、免疫力は低下します。一歩間違えば、放射線によって損傷を受けた血管や細胞が正常にもどる前にウイルスや細菌に侵され、転移や再発の温床になるかもしれません。

最近では、放射線の種類や照射方法を、癌の部位によって少しずつ変える研究もされています。照射機器や技術の進歩によって、照射する角度をコンピューターで計算し、背骨の部分を確実に避ける方法も開発されました。また、重粒子線が発見され、この照射なら癌の部分でストップさせることができ、背中のほうには抜けない治療ができることもわかってきました。

しかし、安全な技術が確保されたわけではありません。たとえ重粒子線であろうと、機器や技術が発達しようと、今のところ、放射線が体内にある正常な組織を飛び越えて癌だけを直撃する、といった治療はできません。

放射線治療というと、近代医学の最先端の技術と思い込みがちですが、実はかなり野蛮な治療です。たとえ、放射線治療における日本一の病院で治療しても、放射線治療の欠陥は解消できません。

癌の骨転移などがあって痛みがひどいという患者には、放射線治療が効果のある場合もありますから、すべての放射線治療を否定はしませんが、放射線治療は最小量にとどめ、過剰な被曝は絶対に避けなければなりません。

最先端医療機器による「電磁波被曝」

最先端医療機器には電磁波被曝の問題もあります。

例えば、超音波検査は技術的に素晴らしいのですが、電磁波被曝という欠点があります。科学技術の粋を集めたＭＲＩは、超伝導の非常に強い磁石を使っています。これは、人間の細胞に大きな変化をもたらす静磁場を発生させます。

また、熱心でていねいな医師ほど、患者に放射線被曝、電磁波被曝を浴びせています。癌の治療を行うはずの病院で、検査や治療を通して癌発生と大きな関係がある被曝を患者に与えているのは、なんとも皮肉な話です。

病院の検査機器は危険性が高いので、自分の命を守るためにも医師にしつこく確認し、本当に必要な検査・緊急避難的な治療以外はなるべく受けないようにしてください。患者自身が、癌への不安から過剰な検査や治療を望んでしまうケースもあります。また、子どもがころんで軽く頭を打ったくらいでCT検査を強く要望する親もいますが、ほとんどの場合は必要ありません。

電磁波除去対策は日常から必要ですが、病院での検査の際にもしっかりと対策しておかなければなりません。「有害電磁波ブロッカー」を活用してください（第２章「携帯電話の『電磁波』と脳腫瘍の関係」を参照）。

「抗癌剤」のリスク、イレッサの副作用死

かつて、国立がんセンター中央病院の笹子氏が外科医長時代に、がんセンターで手術を受けた胃癌患者を追跡した結果を報告しています。

胃進行癌（T２）での五年生存率では、手術単独が八六％、抗癌剤を投与された患者が七五％。リンパ節転移のある患者でも、手術単独の生存率が抗癌剤投与患者より

も一五％以上高かったというデータです。胃癌が直接ほかの臓器に浸潤しているグループでも、手術単独が三九％で、抗癌剤の投与二七％よりも成績がよかったのです。「抗癌剤を投与された患者のほうが長生きできない」という事実は、手術後、当然のように経口抗癌剤を投与していた日本の医師に大きな衝撃を与えました。

私は外科医時代、一九九三年六月までは、癌予防になると信じて、経口抗癌剤を使用していました。しかし、パワーテストをすべての癌患者に施行した結果、患者に合う抗癌剤はほとんどないと気がつき、投与を中止しました。その結果、患者は食欲不振、全身倦怠感などの抗癌剤による副作用から解放され、全身状態が改善しました。

その後、二次性発癌についても多くの研究がなされてきました。

一九九四年には、日本癌学会総会で二次性発癌のシンポジウムが開かれました。その翌年には、衝撃的な発表がなされました。一九九五年二月二十四日、横浜市で開催された日本消化器外科学会における、大阪大学医学部の藤本二郎先生の報告です。「胃癌手術後に抗癌剤を投与された患者が、将来（五年以上経て）肝臓癌、肺癌、白血病などの二次性発癌を起こす率が、抗癌剤を使わなかったグループの二倍も高かった」というものです。つまり、抗癌剤の投与は延命に逆効果だけでなく、二次性発癌のリスクまで高くなることがわかったのです。

癌を治そうと医師が患者に使用したアドリアマイシン、マイトマイシンC、ブレオマイシンなどの抗癌剤が、活性酸素の発生を促進し、癌遺伝子を傷つけ、さらに発癌の手伝いをしていたとは……。これでは患者も救われません。

近年では「夢の新薬」とも言われた肺癌治療薬、イレッサによる副作用死が問題になりました。イレッサは英アストラゼネカが開発した肺癌治療薬であり、厚生労働省が二〇〇二年七月、世界に先駆けて輸入販売を承認しました。ところが、重い間質性肺炎を発症する患者が多発し、二〇一二年末までに八百六十二人の副作用死が報告されています（毎日新聞　二〇一三年四月十三日より）。

この流れに対して、遺族が国と製薬会社を提訴した「イレッサ訴訟」が起きました。提訴から八年あまりの結末は、最高裁における遺族の全面敗訴となりました。

イレッサの承認審査や訴訟で製薬会社側の証人となった医師の中には、同企業から寄付や講演料を受け取っていた人もいたとか。これで医療の現場が信頼されるでしょうか。「厚生労働省が抗癌剤の副作用救済制度の検討に着手した」との報道もされていますが、作業が進まなければ、患者に抗癌剤を使えないはずです。

いずれにしろ、国、製薬会社、医師は、患者に対して新薬のリスクを十分に説明する責任を忘れてはなりません。

教科書通りの治療、生存率の間違い

日本の病院の大半は、患者の診断と治療を行う診療部門が中心です。病気の原因などの基礎研究は大病院や大学病院で行われます。基礎研究には多額のお金がかかり、普通の病院では研究室を持つこと自体が難しいからです。

抗癌剤を投与するとき、どの抗癌剤が患者に適合するかは、感受性試験で決定する必要があります。ところが、多くの病院では抗癌剤の感受性試験を行う研究室がありません。その結果、投与は理論的にではなく、医師の好みや経験、知識の中身で決められているのです。これでは治るはずがありません。

では、危険だらけの抗癌剤がなぜ使われるのでしょうか。それは、西洋医学では「癌治療には決め手がない」と思われているからです。癌の三大治療である手術、抗癌剤治療、放射線治療では再発や転移を防げない事実も、医療従事者なら膨大な臨床経験でわかっています。しかし、目の前で苦しんでいる患者に対して、何かせずにはいられないからやっているのです。

例えば、膵臓癌に関しては、患者は抗癌剤で殺されているといっても過言ではありません。しかし、医師は教科書通りに抗癌剤を使おうとします。ほかに正しい方法を見つけられないため、その教科書が正しいかどうかはまったく別問題として使ってしまうのです。その結果は悲しい現実しかありません。

今のところ、癌の患部だけに届く抗癌剤はありません。抗癌剤治療をすると髪が抜けますが、これは癌がある部位とは関係のない、健康な組織である毛髪にまで抗癌剤が作用している証拠です。頭を丸坊主にするくらい破壊力のある抗癌剤を、癌で衰弱した身体に投与しているのですから、患者にどれほどのダメージがあることでしょう。抗癌剤で痛めつけられた身体は、ウイルスや細菌に狙われて転移や再発の温床になります。過剰な放射線治療と同じです。

生存率の目安に関しても疑問だらけです。

胃癌、大腸癌などは五年、乳癌、子宮癌の場合は十年というのが、生存率の目安になっています。つまり、それだけの期間が過ぎれば「癌が治った」ことになるのですが、現実にはどうでしょうか。

私は外科医時代、乳癌を手術して放射線治療をしていました。ところが、その放射線治療から二十三年後、同じ場所にまた癌が出来た患者さんがいました。実は、このようなケースは珍しくないのです。

歌舞伎役者の十二代目市川団十郎さんは、二〇〇四年に白血病を発症して、治療に専念したあとに再発、療養のあとに復帰会見を開きました。ところが、二〇一三年に急逝してしまいました。

抗癌剤は白血病と悪性リンパ腫には効果があります。それは、確かに裏づけをもって証明されています。しかし、実際の治療で抗癌剤のリスクは考えられていたでしょうか。亡くなった理由の一つは、抗癌剤で免疫力が弱まったためであるのは、明らかです。

抗癌漢方について深い知識のある医師が団十郎さんについていれば、発症からわずか九年で亡くなることはなかったかもしれません。癌研究は華やかですが、臨床の現場ではなかなか希望が見えません。これは、西洋医学だけによる癌治療が行き詰まっているからだとは考えられないでしょうか。

東洋醫学と西洋医学の融合を

本書で最初に述べたたように、私は西洋医学をすべて否定しているわけではありません。手術環境の進歩で患者の肉体的なストレスは大きく軽減されていますから、癌が発見された場合、「患者さんに負担のない手術で癌細胞をとる」という西洋医学の方針には賛成です。

さらに、社会生活を続けながら治療を進めるという私のクリニックには、入院施設がありません。しかし、末期癌の患者さんの場合、癌の活動が停止しても免疫力が衰えているので、ウイルスや細菌が入り込んだり、ほかの原因があったりして、食事がとれない場合があります。そのようなときに、漢方醫学には栄養をとる方法がないため、西洋医学の点滴や高カロリー輸液に頼ってもらいますから、入院が必要です。

このように、西洋医学の素晴らしいところはしっかりと活かしながら、抗癌剤投与や過剰な放射線被曝のない治療をめざしましょう、と提言しているわけです。特に手術後には、セカンドオピニオンとしての漢方醫学が力を発揮するのです。

もともと漢方醫学は、江戸時代までは日本における医療の中心でした。それに対して西洋医学は、一八五八（安政五）年、「お玉ケ池種痘所」が開所されたときに始まります。その後、めまぐるしい制度や名称の変遷を経て、一八七七（明治十）年、ドイツ医学を導入して東京大学医学部へと発展しました。

明治維新以後、日本中が西洋文明の受け入れに熱中すると、この風潮は西洋医学にも追い風となりました。一八八三（明治十六）年に医師免許規制が出来、西洋医学の教育を受けた者だけが医師資格を得られるようになります。そこから、日本の医療は西洋医学を中心に発達したのです。

いっぽう、漢方醫学はそのような世の中の流れに逆らえず、勢いをなくしていきました。日本古来の伝統文化は文明開化を境に制度として見捨てられ、それ以来、民間伝承として細々と引き継がれてきました。

最近、漢方醫学が見直されており、アメリカやヨーロッパでも関心を持たれ始めています。日本でも、間違った認識が多い（第4章にて詳述）とはいえ、漢方のよさは理解されつつあります。とはいっても、制度が整っていないため、日本の漢方醫学界は玉石混淆《ぎょくせきこんこう》の世界となっています。一般の人たちの無知につけ込んで、儲け主義で商売に励んでいるケースも見受けられます。日本の漢方醫学を正すためにも、西洋医学の医師たちの理解と協力がぜひとも必要です。

知識不足が的はずれな漢方薬批判を生む

ときおり、マスコミが見当違いの漢方薬批判をします。

二〇〇〇年一月十五日の朝日・毎日・読売の各朝刊は、「漢方薬・小柴胡湯《しょうさいことう》の副作用で、一九九八年以降、八件の死亡事故が起きていた」と報道しました。特に朝日新聞は、一面トップで取り上げています。

紙面では、都立府中療育センター副院長が「漢方薬は適応症が曖昧なまま使用されるケースが多く、理屈抜きの漢方信者もいる。医師の側も個人的な感覚だけで処方する例が少なくない。効果や安全性について、改めてきちんとした臨床試験を行うべきだ」とコメントしています。

これは、漢方薬をまったく知らない人の談話と言わざるをえません。私には、不勉強な医師が簡単に処方した結果、死亡事故につながったのではないか、と考えられます。確かに小柴胡湯は慢性肝炎によく効くといわれていますが、処方が難しく、誰にでも合う薬ではないのです。

当院でも肝臓疾患の患者さんを数多く治療していますが、小柴胡湯がぴったり合う患者さんは年に二、三人しかいないので、薬局には少しのストックしかありません。

肝臓疾患のほとんどの患者さんは、私が発掘したほかの漢方薬を使っています。

肝臓疾患の患者が漢方薬にたどり着くころには、たいていの場合、すでに西洋医学で有効だとされている治療法をやりつくしていて、身体はボロボロになっています。この、わらをもすがる思いの人たちに対して、知識不足の医師が安易な処方をしたのではないでしょうか。だとすれば、亡くなった人たちにあまりにも失礼です。

また、この記事は、医師のミスを漢方薬の危険性にすり替えています。報道するなら漢方医からもコメントをとり、正しく検証すべきです。このような記事の取り扱いをみると、隠された意図を勘ぐってしまうほどです。

確かに、漢方薬は体質や症状に合わせて処方するオーダーメイドの薬なので、素人や経験の浅い医師が自分なりの判断で勝手に選んでは危険です。正しく使わなければ毒になる危険があります。漢方薬批判の報道が出ても、何が間違いで、何が正しいのか、知識と経験を積んできた私にはわかります。ですから、当院の患者さんたちには、安全に飲み続けてもらっています。

第4章 「治る」癌治療とは

漢方薬、気功を使い、患者が自分で治す

東洋醫学では、病気を治すのは患者さん自身です。医者は治す方法を教え、手助けするだけの存在です。

西洋医学では医師が治療方法を決め、医師が主体となって治療を行います。患者や家族は自然と病院まかせになり、積極的に治療に参加する場面は少なくなります。

私の治療では、患者さんを中心に置き、自然に治療に参加して、積極的に生きる希望を持ってもらうようにしています。

患者さんは癌になった事実に対して、「なんで私が……なんで私が……」という不安や疑問がぬぐえないまま、来院します。そこで、患者さんに「なぜ自分が癌になったのか」に気づいてもらいます。その原因を探っていき、わかったら原因を一つずつ取り除いていく対策を立てます。

すると、来院する前には「横内先生を頼れば、何かいい薬を出してくれるだろう」と思っていた患者さんが、「なんだ、自分が病気を治す主役だったんだ！」と気づき、自分からがんばってみようという気持ちになれるのです。それが治療の第一歩です。

それから、ふだんの食生活、生活習慣の改善、漢方薬、気功による治療、電磁波の遮断を行います。漢方薬の服用は、患者さんの身体が本来持つ抵抗力を強化し、同時に病巣を攻撃、治療するためです。その効果をさらに高めるのが、気功、電磁波の遮断です。

「治す」治療のための自由診療

私は、医師免許を取得したさいに青森県で健康保険医として登録しており、現在でも健康保険を使った治療ができます。しかし、横内醫院を開業したさいには、自由診療を選択しました。健康保険制度では細かい規則にがんじがらめに縛られ、自由な診療ができないからです。

保険診療では、私の癌治療の中心である漢方薬が思うように使えません。厚生労働省は、多くの漢方薬を保険の対象として認めるようになったものの、「抗癌漢方薬」は対象として認めていませんから、保険が利きません。

また、重症の癌患者は一つの漢方薬では治りません。その場合、癌を叩く漢方薬、ウイルス、細菌などを叩く漢方薬、免疫力をアップさせる漢方薬というように、三、四種類が必要になります。このようなケースにおいて厚生労働省が認めるのは、一つか二つの漢方薬だけです。三つ以上使えば「過剰診療」と見なされてしまいます。

保険診療では、以前は月に一度診察しないと薬は処方できない、と決まっていました。当院の患者さんの四割は関東以外から来院されるので、月に一度の通院では交通費がかさんでしまいます。癌治療は長期の闘病を余儀なくされるため、患者さんの体調が悪くなって診察に来られない場合もあります。そのような患者さんに漢方薬を宅配便で送るのですが、これも保険診療では許されていません。

以上の理由から、自由診療にせざるを得ないのです。

私は、これまでに何度も保険制度の改善を訴えてきましたが、まったく聞く耳を持ってもらえないのが現状です。歯科医の場合は、保険診療をしながら自由診療も許されています。もし、これがすべての診療科目で許されるようになったら、漢方醫学に意欲的な医師たちの活躍の場が出てくるはずです。

ちなみに、西洋医学の病院は保険診療なので、患者は薬を出されるだけ受け取り、勝手な判断で取捨選択して服用しています。そのため、患者がきちんと服用しているかどうか、医師たちはわかりません。

当院の場合、すべてパワーテストで検査して、患者さんの身体に合ったものしか処方しませんから、無駄がありません。服用したものが全部確実に病巣部に届くように治療効果を上げているのです。

だからこそ、患者さんが自分で勝手に量を加減してしまっては、治るものも治らず、むしろ命取りになるだけです。そこで、患者さんには毎日きちんと飲んでもらうために、漢方薬の包みを一日分（三袋）ずつ切り離して渡しており、飲み忘れを防ぐ工夫をしています。患者さんが自分で日付を入れておけば、さらに飲み忘れはなくなります。

漢方薬の有効性

■漢方薬は体質、病気のレベルで一人ずつ違う

漢方醫学では人体の正気（病気に対する抵抗力）が不足し、邪気（病気を起こす原因）が正気を上まわり、陰陽が失調することで、気滞《きたい》、鬱血、痰凝《たんぎょう》、毒聚《どくしゅう》して腫瘍になると考えられています。漢方醫学では、腫瘍を局所的なものでなく、全身的偏向が局部に現れた症状と認識されているのです。

さらに、人間は一人一人違うと考え、個々の人体の体調や体質なども考慮し、症状に対する漢方薬を処方します。例えば、冷え性の人もいれば、そうでない人もいます。体力のある人もいれば、ない人もいます。ですから、患者さんをさまざまな体質に分類し、体質に応じた処方をするのです。AさんとBさんが同じ風邪をひいても、それぞれの体質が違えば、漢方薬の種類は違ってきます。

また、病気のレベルによっても分類し、処方します。患者さんが一番苦しく、つら

いときの薬、それを使っていてよくなってきたときに使う薬、というように、そのときの病状に合わせた薬を選びます。

「漢方薬は生薬だから副作用はない」と思っている人もいるようですが、とんでもない誤解です。漢方薬は体質や症状に合わせて処方するオーダーメイドの薬であり、素人や経験の浅い医師が自分の判断で勝手に選ぶものではありません。正しく使わなければ毒にもなる危険があります。従来の漢方薬を決定する方法は、日本漢方であれ、中医弁証学であれ、あまり役に立たないとわかったので、私はパワーテストでのみ決定しています。

ちなみに、西洋医学の基礎は「統計学」、治療方法や薬の処方には「統計処理」の結果を採用しています。一定の確率で効果のあった抗癌剤を、癌患者に対する転移予防のために一律に投与する、といった治療です。風邪になれば個人の体質に関係なく、みんな同じ薬を出されます。

漢方醫学は「病気には個々の原因があり、その原因を取り除かなければ治らない」と考えます。身体の抵抗力を強化するいっぽうで、原因に対する攻撃を加えるという

「攻《こう》補《ほ》兼《けん》施《せ》」が原則です。例えば、癌患者への処方であれば、免疫力を高める漢方薬と、癌の働きを抑える・たたくという漢方薬が中心になります。

免疫力を高める漢方薬は、西洋医学においてもその能力が認められています。癌の働きを抑える・たたく漢方薬は、「抗癌漢方薬」です。癌遺伝子を修復し、さらなる免疫力を高めます。「癌に効く漢方は存在しない」などと主張する医師もいますが、それは単なる勉強不足です。中国に抗癌漢方薬は約百種類もあるのです。西洋医学で治らないと宣告された末期癌患者の癌の進行がとまり、体力が回復するのは、漢方薬によって癌遺伝子が正常に修復されるからです。

ちなみに、患者さんに使われている西洋医学の薬が合っているかどうか、パワーテストで検索する場合もあります。例えば、一般的な薬としてＴＳ－１というものがあります。病院では薬が患者さんに合っているかどうかを調べずに使うため、腫瘍自体を少し小さくすることはできても、同時に患者さんの免疫力を落としてしまう、癌細胞以外を攻撃してしまう、という結果につながっているのがわかります。

西洋医学における薬と漢方薬を調べた場合、どちらが患者さんに合っているかとなると、圧倒的に漢方薬のほうが多いという結果が出るのです。

■患者や家族のきちんとした服用が大切

現在、横内醫院で使っている漢方薬は六百種類にのぼります。

漢方薬はお米と同じで、一等級、二等級、三等級があります。順番のとおり、一等級が一番効きますから、当院の薬はすべて中国から一等級をとり寄せています。

漢方薬の種類は煎じ薬とエキス剤で、これを患者さんの症状や体質に合わせてきめ細かく処方していきます。

煎じ薬は、患者さんがご自分で、あるいはご家族が煎じなければならないので、ちょっとたいへんです。一番煎じだけでなく、二番煎じも飲むようにお願いする場合があります。また、煎じ薬が二種類になることもあります。それも毎回種類が同じではありません。

味は苦く、飲みにくいものです。参考までに述べると、漢方薬が一種類の場合でも一番煎じで一日分が四〇〇ｃｃくらいになります。エキス剤も西洋医学の糖衣錠に比べて飲みにくいはずです。

これを毎日飲み続けるには「病気に負けない」という患者さんの強い意思が必要です。また、家族ぐるみで病気と闘う覚悟を持ってもらわなければなりません。当院の癌治療に対する考え方がまだ社会全体に浸透していないため、患者さんもご家族も病院とのやりとりにおいて苦労する場面がしばしばあるのも事実です。だからこそ、患者さんとご家族、横内醫院のスタッフ全員が一体となって病気と闘います。

最初は不安を隠せなかった患者さんも、スタッフ全員の意気込みを感じていただければ真剣になります。手間がかかる漢方薬ですが、工夫して日常生活の一部に組み込み、欠かさずに飲み続けてくださる方が多く見られます。奥さんが癌患者の場合、旦那さんがまめに漢方薬を煎じて飲ませる、といったケースも珍しくありません。煎じたカスはお風呂に入れて漢方風呂にする、お粥に入れて漢方粥にする、鉢植えの肥料にするなどの使いかたができるので、ムダがありません。

体力が衰えて、入院せざるを得なくなる患者さんもいます。そうなると、自宅で煎じて、毎日、入院先に届けるわけですから、ご家族はたいへんです。それでも、どのご家庭も病人への愛情と当院への信頼を支えにがんばっています。

パワーテストとインフォームド・コンセント

■パワーテストとは何か

横内醫院で使用している診断方法は、半導体レーザーを使用したパワーテストです。長崎県島原市の松岡伯菁《はくせい》医師によって発見された方法で、バイ・ディジタルＯ－リングテストを発展させたものです。ちなみに、Ｏ－リングテストは、先述したとおり、物理学（早稲田大学理工学部物理学科）と医学（横浜市立大学医学部）を学んだ大村恵昭氏がアメリカで研究開発し、アメリカ特許庁で知的所有権（Ｎｏ．５１８８１０７）を認められています。

パワーテストは、診断に発光ダイオードを併用します。テレビのチャンネルを変えると、放送局が変わり、音声も映像も変わります。周波数の違いに合わせ、情報を受けとっているからですが、それを医学に応用したのが発光ダイオードです。身体の異常の原因となる細菌やウイルス、癌、重金属などの体内分布を判断し、現代医学的な診断と併せて、総合的な病気の診断をします。

さて、ここで「共鳴現象」について少し説明しておきましょう。

共鳴現象とは、物理学の共鳴と同じです。被検者（患者）の体内にある異常な物質と同じ物質を被検者（患者）が持って検査すると、共鳴してパワーテストのリングが開く現象です。これを応用して、体内にある異常な物質を検査するために、共鳴サンプルを使います。

まず、当院の婦長（第三者）が癌の条件となる共鳴サンプルを手に持ち、患者（被検者）の身体の情報を発光ダイオードで受信して、もう片方の手でリングを作ります。私（検者）は両手でこのリングを開き、その抵抗の強弱で判定します。患者の体内に共鳴サンプルと同じ物質があれば、婦長のリングをつくる指の力が弱くなるわけです。

癌か否かの診断を終え、もし癌だと診断した場合には、患者さんに合った漢方薬を処方します。この判定もパワーテストで行います。

漢方薬の共鳴サンプルの選択は、婦長の判断に任せています。検者と共鳴サンプル

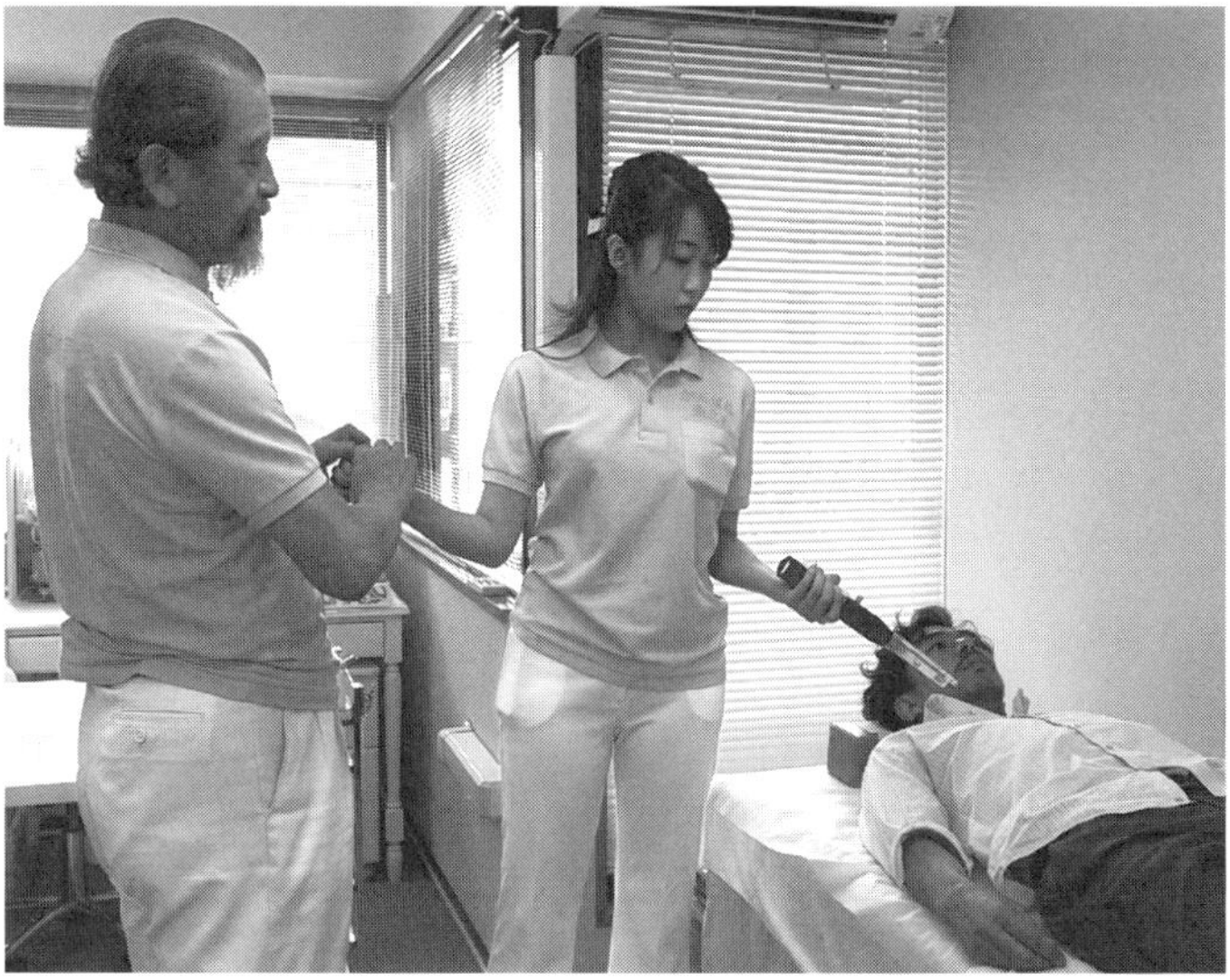

写真１　パワーテストの様子

の選択者をあえて別にするのは、検者がリングを開くときに先入観が入るのを防ぐためです。この選択が悪ければ、決定までに何度もパワーテストを繰り返さなければなりませんが、現在の婦長は生来の豊かな感受性、勘のよさ、長年の経験から、共鳴サンプルの選択を的確にやってくれます。

■治療効果を上げる診断の確実性

パワーテストは人体を媒体とする検査なので、近代医療機器による検査と違って次のような利点があります。

①椅子に座ったまま検査ができるので、体力が衰えている患者に負担をかけなくてすむ。また、人間性を無視した検査から解放される。
②病気の診断が確実になり、検査未熟による癌やほかの病変を見逃さない。
③高価な近代医療機器が必要ない。また、それらの機器による放射線被曝から解放される。
④検査結果がその場でわかるので、医師は患者の症状に素早く対応できる。また、検査しながら患者に説明できるので、インフォームド・コンセントがスムーズになる。
⑤必要な漢方薬と量を、正確に判定できる。

パワーテストを診療に使い始めて以来、格段に治療効果が上がっています。

②で述べたとおり、癌の診断は西洋医学では近代医療機器で腫瘍が存在する場所を特定し、その腫瘍の細胞をとり、病理医が顕微鏡で癌か否かを判定（生検）しています。癌は腫瘍全体が癌細胞で出来ているのではなく、腫瘍の部分に癌細胞が点在しています。そのため、本当は癌細胞があるのに、生検のために摘んだ部分に癌細胞がな

い場合には、それが誤診につながる場合もあります。

このように、癌か否かの判別は難しく、病理医の「職人芸」に頼っているのが現状です。つまり、西洋医学の癌診断は、実は曖昧（アナログ）なのです。いっぽう、パワーテストなら、癌の存在を九九パーセント、はっきりとデジタルで診断できます。

■医師としての知識や経験、熟練も必要

パワーテストの説明をすると、読者のみなさんは自分でも簡単にできそうな気がすると思います。確かに、近代医療機器の大げさな検査に慣れている患者さんの中には、あまりに素早く判断できるパワーテストに拍子抜けする人や、半信半疑になる人もいます。

しかし、パワーテストは簡単には習得できません。

同じ医師で取り組んでいる人も多いのですが、慣れないと時間がかかり、判断にも迷います。また、判断のベースにあるのは、あくまでも医師としての豊富な知識と経験です。中途半端な知識をもとにして真似すると、病気治療は命にかかわりますから

取り返しがつきません。くれぐれもご注意ください。

訓練が必要なのは、検者だけではありません。被検者の身体の情報を受信する第三者の存在も重要です。横内醫院でいえば婦長の役割ですが、先述したように、彼女の豊かな感受性、勘のよさ、経験が診断に大きく貢献しています。友人の医師たちも「婦長さんは横内醫院の宝ですよ」と称賛を惜しまないほどです。

ちなみに、パワーテストの有効性を患者さんに知っていただき、安心していただくために、科学的な裏づけもしています。ウイルスが存在するかどうかをパワーテストで調べたあと、そのウイルスが実際にどのくらいあるのか、つまり、量を正確に調べるための血液検査を実施しています。もちろん、パワーテストだけでもわかりますが、患者さんに西洋医学的な視点から納得していただくためです。

これらのプロセスを経て処方する漢方薬は、すぐに効果があらわれます。パワーテストで病気になった原因、例えば、細菌やウイルスなどの原因菌などが特定できるので、患者さんごとに的確な治療法が組み立てられるからです。さらに、気功を利用して、服用した漢方薬を確実に病巣部に届けていきます。

ただし、せっかく選んだ漢方薬も、パワーテストで体に合わないと判定されたほかの薬、飲料水、健康食品（玄米、ビタミン剤など）と同時に服用すると、薬効がゼロになってしまう可能性があります。診察時に必要がないと判定した薬、そのほかの食品は、服用しないようにお願いしています。

■初診の診療時間は四十分〜一時間

私は、外科医時代の一九七八年から、癌告知とインフォームド・コンセントを行ってきました。

近年は癌告知が一般的になってきましたが、安易に寿命を告知するケースが多いのは問題です。「あと、何カ月の命です」と告知しておいて、それ以上に生きられたんだから、治療がうまくいったのだ、とでも言いたげです。

私は少しでも治る可能性を見つけ、患者さんやご家族に希望を持ってもらったうえで癌告知をします。私があきらめると患者さんもダメになってしまいます。病人に意識がある間はまだチャンスがあるのですから、私は絶対にあきらめません。あきらめず、奇跡的によみがえった患者さんを何人も見てきたからです。

横内醫院では、初診の診療に四十分～一時間かけています。

特に末期癌の治療では、患者さん自身の協力が不可欠です。病気になった経緯をお聞きしてから、患者さんの顔色、表情、舌を観察し、胸やお腹の聴診、さらにお腹の触診をします。次に、パワーテストで患部や体の各箇所をよりくわしく診断します。癌の活動の有無、ウイルスや細菌感染、寄生虫、リウマチ反応の有無を判定します。

診療しながら、同時にインフォームド・コンセントを行います。カルテとは別に、私が工夫した様式をコピーしたもの（発光ダイオードによる診断結果と治療法）を用意しておき、病状を説明しながら必要事項を記入していき、診療が終わったときに患者さんに渡しています。

この用紙には、電磁波などの生活習慣に対する注意事項が書いてあるので、治療だけでなく予防にも役立ちます。保存しておくと闘病記が出来、余白に日常生活のメモをしておくと日記にもなります。用紙に書いた結果をもとに、漢方薬の処方、気功布の治療に移ります。

気功の有効性

■臨床経験をもとにした文化遺産

古代中国人は、「気滞（気の鬱滞）によって鬱血や水毒が引き起こされ、病気になる」と考えました。そして、この気滞の解除（気功）によって病気から解放されることを長い歴史の中で学び、大切に育ててきました。ちなみに、気功という言葉は比較的新しく、五十年ほど前に中国でつくられた言葉です。古くは養生術、導引術と呼ばれていました。太極拳も気功の一つです。

とはいえ、私は気功だけで治療ができるとは考えていません。例えば、複雑な癌と闘うためにはいくつもの手段が必要です。そのため、少しでも癌治療に有効だと思われることはすべてやってみようという考えです。気功はその中でも強い効果をもたらすものです。

しかし、患者さんには、この「気」がなんとも理解しにくいようです。まして「気功エネルギーを布に入れる」など、とても信じがたい人もいるようです。

一般の人たちがなかなか気の存在を認めない最大の理由は、近代科学でそのメカニズムが解明されていないからです。近代科学は、まだ気を測る器械を発見するほど発達していないのです。ですが、これまでも説明してきたように、西洋医学のメカニズムも実は解明されていないのです。西洋医学は、臨床での膨大な経験を統計的集団の中で処理し、治療法として定着させている「統計学」です。いっぽう、漢方醫学は一つ一つの臨床経験を直視し、長い時間をかけて検証してきた「文化遺産」です。どちらも臨床経験をもとにしているのは同じなのです。

諸外国がこの「気」をどう評価しているのか、少し見てみましょう。

一九九七年にアメリカで次のようなことが起きています。

アメリカ国立衛生研究所の専門委員会が、漢方醫学の鍼の治療費の支払いを保険で行うように勧告しました。この委員会は、鍼の理論的根拠になる気の存在は「わからなかった」としているものの、「効いたのだから、支払いなさい」というわけです。

これは、同年一月六日の毎日新聞に、「『気』は知らないけど効くみたい」という見出しで記事になりました。

また、「(気の)解明は国家戦略」との見出しで、欧米やロシアで気功の研究が進んでいるという報道（一九九八年八月十七日　産経新聞）もありました。「日本でも後《おく》れをとるわけにはいかない」と、科学技術庁が気功の研究に正式に予算を組むことを決定した、と併せて報道されていますが、その後はどうなったのでしょう。

ともあれ、欧米ではすでにここまで気を認めているのです。

かつて、私が最初に癌患者に漢方薬を飲んでもらったときは、誰もがその効果を信じませんでした。しかし、いまでは多くの人が理解を示してくれています。気功治療も、治療成績を上げることで、やがては理解も広がると信じています。

■気功布による治療

私が気功に出合ったのは、一九八四年でした。

三千年の歴史の中で揉まれて、営々と生き残ってきた気功になんともいえない感動をおぼえ、必ず癌治療に役立つだろうと考え、さっそく修行を始めたのです。

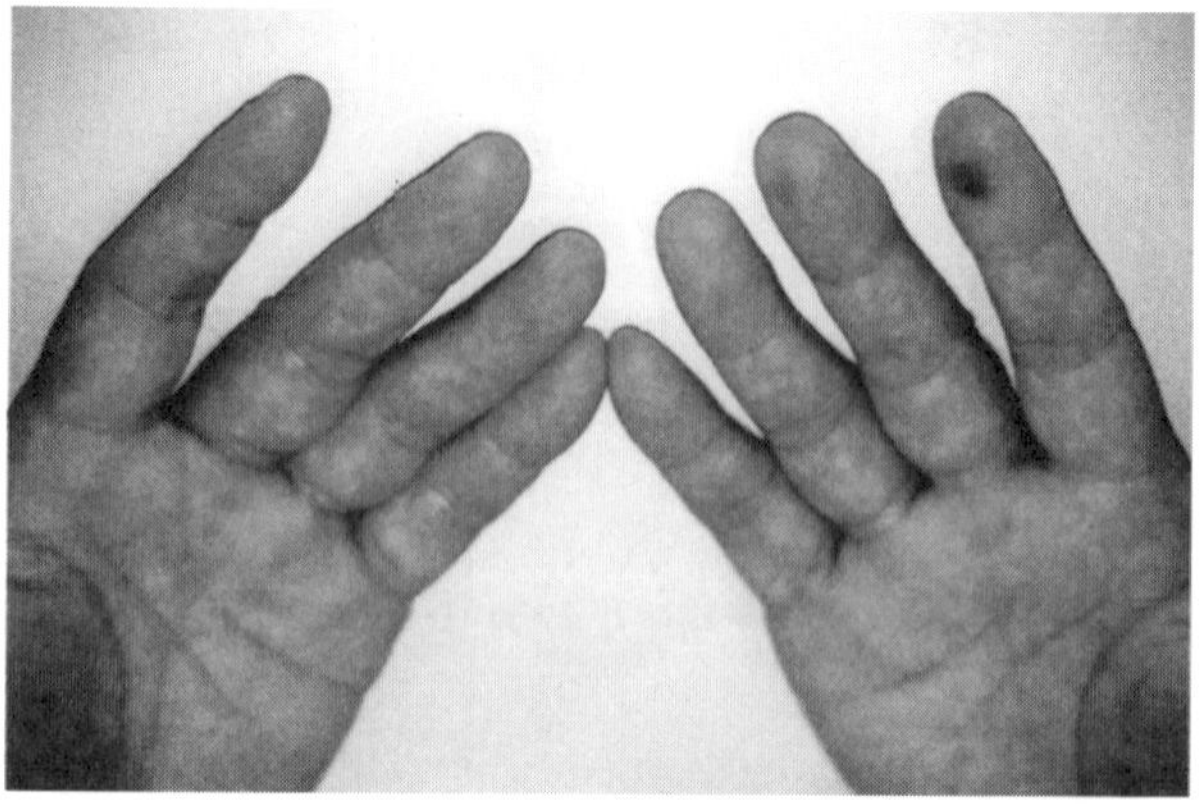

写真２　焼けた右手の第二指

それからの試行錯誤は、『究極の癌治療』（たま出版）で述べていますが、八年目にやっと「気」を感じることができ、そこから順調に気を高めていけるようになりました。

やがて、この気を癌患者に入れると治療効果が高まるのを確認し、直接患者さんに入れるようになりました。ところが、繰り返し気を発していた私の右手の第二指が、指紋の中心から指先に向かって楔《くさび》状《じょう》に焼けてしまったのです（写真2参照）。

その結果、指も痛くなり、気の治療を続けるのが難しくなりました。そこで、布や紙に気を入れておき、それを患者さんに使ってもらうという、現在の気功治療のスタイルになりました。

人間は、自分で自分の病気を治すツボを持っています。東洋醫学では、そのツボに鍼を刺す、お灸をするなどしますが、私は布や紙を使って気を入れていきます。

癌患者であれば、「癌の根を絶つというツボ」というものがあります。その場所を患者さんに教えて、そこに私の気を入れた布を貼ってもらいます。患者さんとしては、自分で自分の病気を治すツボを知ると、自分で治そうという意欲が生まれます。

気を入れた紙は、患者さんが朝起きたとき、そしてそのあと、六時間ごとに使ってもらいます。右手で後頭部のツボ（脳戸）と頭頂部のツボ（百会《ひゃくえ》）に三十秒ずつあてることによって、気が全身をめぐります。また、服用した薬が病巣部だけを選んで届く効果ももたらします。気功布や紙は、ふだんから身につければ、体内の気の流れを整えられます。

電磁波は身体の気の流れを停滞させるので、さまざまな病気にかかりやすくなりますが、気の治療においても同様です。そこで、当院における気の治療は電磁波対策とセットで行います。電磁波ブロッカー（第2章「携帯電話の『電磁波』と脳腫瘍の関係」参照）を携帯してもらい、有害電磁波を遮断するのです。

■陰陽五行論にもとづき、さらに効果を高める

漢方醫学には、「人間は五臟六俯から成り立っている」という考え方があります。古代中国哲学の「陰陽五行論」にもとづくものであり、宇宙や万物、人間の身体の構成も、木、火、土、金、水という変転するもので出来ているという思想です。木は肝と胆、火は心と心包、土は脾と胃、金は肺と大腸、水は腎と膀胱に便宜的に分けられています。さらに、木、火、土、金、水は相生、相克といって、おたがいに複雑な関係にあります。さらに、木は青、火は赤、土は黄、金は白、水は黒に支配され、これらの関係が五色体表で表されています（図3参照）。

当院の気功治療で使う気功布の色は、患者さんによって異なります。

私が色に注目したのは、鍼師、加島春来氏から、「気の入った紙に色を塗って使うと効果が高い」というアドバイスを受けたのがきっかけでした。そこで、陰陽五行論を古い考えと切り捨てずに、パワーテストで確認してみたのです。

まず、経絡《けいらく》やツボに色があるかどうかを調べてみました。その結果、経絡には特有の色があると確認できました。それは、まさに五色体表に示されているとおりだった

図3　五色体表

五兄弟	五方	五季	五志	五悪	五味	五香	五色	五支	五主	五竅	五親	五行	五賦	五臓
甲乙	東	春	怒	風	酸	臊	青	爪	筋	目	水子	木性	胆	肝
丙丁	南	夏	喜（笑）	熱	苦	焦	赤	毛（面色）	血脈	舌	木子	火性	小腸	心
戊己	中央	土用	思（慮）	湿	甘	香	黄	乳（唇）	肌肉	口	火子	土性	胃	脾
庚辛	西	秋	悲（憂）	寒	辛	腥	白	息	皮	鼻	土子	金性	大腸	肺
壬癸	北	冬	恐（驚）	乾	鹹	腐	黒	髪	骨	耳	金子	水性	膀胱	腎

のです。ほとんどのツボも、古典の記載と同じでした。

しかし、中には違いもありました。大部分のツボは経絡特有の一色でいいのですが、任脈上の「華蓋《かがい》」というツボは、気功布や紙が五色全色必要だと発見したのです。「華蓋」は胸腺を刺激し、Tリンパ球を成熟化させる大事な働きをします。あらためて、五色体表に気がついた古代中国人に、心からの敬意を表します。

最後に、私の気を入れた紙を

検証していただいた例を報告しておきます。

長崎県島原市の松岡伯菁医師は「O－リングテストによる気の証明」（「医道の日本」６４８号に収録）において、次のような報告をしています。

※　※

ここに、驚異的な「気」パワーの力量がＢＤＯＴ（**著者注・バイ・ディジタルO－リングテスト**）によって定量された貴重なデータを報告したい。

第一線の癌外科専門から、今では癌に対して「気」と漢方療法によって実績をあげている横内正典先生にお会いし、一〇〇ページのメモ用紙の綴りに「気」を入れてもらった。その紙片にレーザーを当て、ＢＤＯＴ値を調べた。気を入れる前は（＋２）である。

一枚をとり、中央部にレーザーを当て、ＢＤＯＴ値を測定した。

後尾に【ＥＰＡ・ＤＨＡｓｃ ２ｃａｐ（＋１６１×４瓶＋林原生科研、中国パセリ１ｇ（＋80）×４を添えて】実施値（＋６）＝（＋９７０）となった。これは、細胞内活性因子、機能性食品の前例に見られなかった最高値である。しかも、紙の表裏には極性の転換はなく、継続的に三十日経っても（＋９７０）は変わりない。

なお、この「気」の及ぶ範囲は紙面の前方七ｍ以上、これに直角する三ｍの平面円である。

診察と治療開始までの流れと注意点

横内醫院は、セカンドオピニオンとしての治療を行います。

ご存じのように、セカンドオピニオンとは「二つめの意見」という意味で、複数の専門家の意見を仰ぎ、より病状に適した治療法を患者さんが選択するために、完治が難しい癌などの分野で多く見られるようになりました。

当院で治療を受けられる患者さんには、当院の予約を終えたら、今、かかっている病院で「セカンドオピニオンを受ける」と伝えてもらいます。そして、エックス線写真やＭＲＩ、ＣＴなどの写真、血液検査結果など、「診療情報提供書」を病院側に作成してもらい、それらを手に入れてもらいます。

気をつけなければいけないのは、当院の診療を受けるために通院や入院されている病院を自分からやめてしまうと、現代医療では「治療放棄」とみなされ、その病院での治療が受けられなくなる可能性があることです。

そうなると、次の治療を受けるさいにほかの病院まで出かけていかなければなりません。ですから、現在かかっている病院はやめてしまわないようお願いしています。

■来院される方に当日ご持参いただくもの（決して郵送しないでください）

1　エックス線、CT、MRIなどの写真と血液検査結果
2　記入した問診表

図4　問診表

横内醫院

問診表

フリガナ		男・女	歳	M・T・S・H　年　月　日
氏名			未婚 ・ 既婚　/出産経験　有 ・ 無	
住所	〒			
電話			携帯	
FAX			身長:　cm　体重:　kg	
病院名			病院　科	

※あくまでも当院はセカンドオピニオンとして、検査・治療は上記病院で必ず継続してください。

1.病名が分かればお書き下さい

2.いつ頃から、どこがどのように悪いか、具体的にお書き下さい(必ずご記入下さい)

3.今までにかかった病気があればお書き下さい(アレルギーなど)

4.病気になる前の食生活について

1)肉、魚について
肉が多い ・ 魚が多い ・ 両方同じくらい食べる ・ 肉も魚も食べない

2)乳製品について
食べない ・ 少し食べる ・ 食べる ・ よく食べる → 内容(　　　　)

3)主食について
白米 ・ 玄米 ・ パン ・ その他 (　　　　)

4)アルコールについて
ビール(　　)本/日 ・ 日本酒(　　)合／日 ・ その他(　　　　)

5)タバコについて
吸わない ・ 吸う→(　　)本/日

5.両親がかかったことのある病気があればお書き下さい

父(　　　　)　母(　　　　)

6.漢方や氣功ついてどのように考えておりますか

7.どなたから紹介されましたか

※予約のある方　　月　　日 診察予約

末期癌から生還した患者さんのケーススタディー

では、本章の最後に、当院と西洋医学の病院による協力態勢で末期癌を治した患者さんの例を紹介します。

向井楠宏さんは、九州工業大学名誉教授、東北大学（中国）名誉教授という肩書きを持つ、根っからの科学者です。二〇〇六年の夏、向井さんは首筋に出てきたぐりぐりした感じが気になって診察を受けてみました。ちなみに、その年も含めて、毎年の健康診断は欠かさず受けていたそうです。

診察の結果、神経内分泌細胞癌があり、あちこちに転移が始まっていることがわかりました。やがて、胸腺癌末期を告知され、三カ月ほどの間にＣＴ検査を六回、一週間～十日間隔での胸部のエックス線撮影、並行して総量六〇グレイにのぼる放射線治療を受けました。

このような西洋医学の過剰な治療をしても、病状は好転しませんでした。疑問を持った向井さんは、病院から示されたプランを拒否し、もう一つの医療、代替医療に踏み出しました。その過程で、福岡県博多にある「みらいクリニック」の今井一彰院長と出会い、その縁から当クリニックに来院され、癌を克服していくのです。

その向井さんが、いかにも科学者らしい、冷静な視点で書かれたのが、『末期ガン科学者の生還』（カロス出版）です。

では、その第5章「代替医療によるガンの治療～横内医院での治療経過と処方漢方薬の変遷」から、治療経過をご紹介します。

※　※

初診では、ガンの活動性、ウイルスの感染（ヘルペスウイルス、C－トラコマーテス）が認められた。ただ、横内医師は全ての診断を終えたあと、

「あなたには、ガンを治す力があると判定できます」

と言って励ましてくれた。

そして、三種類の漢方薬が処方された。一つは、代表的な抗ガン中草薬で、ウイルス、細菌の入らない身体を作る体質改善の働きを持つものである。二つ目は、ウイル

ス、細菌を叩き、ウイルスや細菌の入らない身体を作る働きを持つもの。三つ目は、骨髄機能を改善して、免疫力を高めるものである。この三種類の薬を、毎日、朝に一番煎じ、午後に二番煎じを飲む。

飲み始めてから三週間ほど経った時、みらいクリニックでの定期健診を受けた。今井医師は、

「ガンの活動性がなくなっています。ただ、今後の体調の変化によっては多少の変化があるかもしれません」

と言われた。横内医院の定期健診はそれから約二週間後であったが、横内医師の診察では、

「ガンの活動性は非常に弱くなっていて、短い時間止まることもありますが、まだ完全になくなってはいません」

と言われた。

しかし、その五週間後、八月上旬の三回目の診察では、

「ガンの活動性が完全に止まりました。この状態は、蟹にたとえれば、蟹の手足がも

ぎ取られて、甲羅だけの状態になっているようなものであると考えてください。そして、ガンの動きのない状態がこれから五年間続けば、あなたのガンは完治することになるでしょう。そして、私の治療指針をしっかりと守ってこれからの日常生活を続けていけば、私のこれまでの治療実績からして、ガンが再び動き出すことはないはずです」

と言われた。さらに、

「ガンに活動性がないということは、ガンのもとになるガン遺伝子の異常がないということです。ガンの影があって、ＭＲＩやＣＴなどの画像診断でガンの形が認められたとしても、ガンとしての特徴的な性質が失われた『抜け殻』状態のことを意味します」

と説明された。

この三回目の診察の後、漢方薬は二種類に減らされた。一つは以前と同じの、骨髄機能を改善して免疫力を高めるもの、もう一つは疣《いぼ》やこぶを取り除き、またそれを作らない身体を作る薬である。

この診察時には、横内医師のパワーテストによる判定とは別に、「ガン遺伝子の異常がない」ことを裏付けるための血液採取もなされた。

五週間後の四回目の診察時には、血液採取の結果が判明していた。横内医師の判定どおり、血液の検査機関の報告でも、Ｋ‐ＲＡＳ１２、ＰＣＲ‐ＰＨＦＡの変異が認められておらず、ガン遺伝子の異常がないことを裏付けていた。そして、次回から、診察間隔は三カ月程度でよいと言われた。

三カ月後の五回目の診察では、疣やこぶを作らないようにする薬は前回と同じであったが、もう一つは、血液の循環を良くして免疫力を向上させる漢方薬になり、この二種類に変わった。

初診から約一年後の診察では、体内に存在が確認されていたヘルペスウイルスと細菌のＣ‐トラコマーテスが全て消滅していた。漢方薬は二種類が処方された。疣やこぶを作らないようにする薬はこれまでと同じであったが、もう一つは、ウイルスや細菌で痛んだ組織を修復するための漢方薬に変わった。

その九カ月後、初診から数えて一年十カ月後の診察では、漢方薬は、疣やこぶを作らないようにする薬だけの一種類になった。その六カ月後の診察からは、今後六カ月間隔の診察でよいと言われ、現在に至っている。

現在、すなわち二〇一二年三月の時点で、ガンが発覚してから五年と七カ月、「ガン遺伝子の異常がない」という状態になってから四年と七カ月あまりが過ぎたことになる。

横内医師は、病状が好転し始めてからは、幾度か、

「あなたは交通事故にでも遭わない限り、死ぬようなことはないでしょう」

と言われた。また、この三月末の診察では、

「この状態をあと四カ月あまり維持してゆけば、あなたは完治することになるでしょう」

とも言ってくれた。

もともと、身長は百七十八センチメートルでありながら、体重は六十キロそこそこしかなかった痩せぎすの私は、抗ガン剤治療でさらに十キロ近くも痩せ、不眠症に陥り、体力はなくなり、少し動いてもすぐに横にならざるを得なかった。今では、体重

もほぼ元通りに回復し、よく眠れるようになり、体力、体調ともよくなり、ガンが発覚する前の健康な状態とほとんど変わらないか、むしろ良くなっていると思われるほどになっている。

横内医師は、現代医学の成果に基づいて、ガン生成、成長のメカニズムと、それに関わる内的因子、外的因子を考察、整理して、ガンの治療指針を作成している。横内医師が治療において指示されている先述のさまざまな指示、推奨事項や注意事項は、横内医師の「ガンのメカニズム、内的因子、外的因子」の考えを理解すれば、納得できる。

横内医師の治療の特長をまとめれば、ガンを積極的に治す手立てとして漢方薬を効果的に処方し、その薬効を高めるために気功を取り入れ、治療のさまざまな判定（診断）法にパワーテストを用いていることであろう。それぞれが独創的であるが、それらを効果的に組み合わせて、さらに治療実績を上げていることが注目される。

構内医師は、ご自身のこのような治療法に関して、

「西洋医療に対する用語として、一般的に用いられている代替医療という言葉は、も

う一つの医学（Alternative medicine）による医療と称すべきものでしょう」

と言われる。

今井医師は、あるとき、

「横内先生が漢方薬でガンの治療に顕著な成果を上げているのは、一つに、細菌、ウイルスに着目し、それを漢方薬で叩くことに成功しているからではないでしょうか」

と言われていたのが印象深い。

第5章　免疫力、回復力がアップする食事、生活習慣

治りやすい患者さん1位は「お坊さん」

私が長年、病気が治りやすい患者さんを調べた結果、職業的にはお坊さんが多いと気づきました。

どうしてだろうと思い、さらに調べていくと、そこにはお坊さんが伝統的な日本の食生活を守って生活している姿が見えてきました。いっぽうで、治りにくい人の代表的な生活スタイルは、伝統的な日本食から離れてしまった人でした。

それからは、患者さんの食生活の好き嫌いを丹念《たんねん》に聞いて、病気が治りやすい人の

食生活スタイルになるよう、食事の見直しから提案したのです。すると、以前より格段に治療成績が上がってきました。

本章では、それらの食事、自分でできる予防法、健康法を紹介します。第2、3章でも癌の対策として少しふれていますが、重要なのでくわしくまとめてみました。

口腔内の免疫力を高める

①歯の金属（歯科合金）をとり除き、正しい歯並びにする

口の中の金属は体内に入り、皮膚病などの悪影響を及ぼします。携帯電話の電磁波があると、簡単に溶け出してしまいます。皮膚病の患者さんには、口の中の金属をはずしただけで、あるいは歯並びを変えただけですぐに治る人がいます。

歯のつめものは金属以外のものにとりかえる対策が必要です。さらに、重金属を体外に出す効果のある「パセリ」を食べることです（くわしくは後述）。

また、噛み合わせが悪くなると、脳に影響があります。正しい噛み合わせで噛めば

脳の血流が増え、病気を治す力を持つ脳が強くなります。歯並びが正しくない人は、病気を治す力が十分に発揮できません。

②食事のときによく噛む

シンプルですが、これをしっかり守っている人は病気が治りやすい人です。先述したように、噛めば噛むほど脳の血流が増え、病気を治す力が高まります。正しい噛み合わせで、ひと口三十回以上、よく噛んで食べれば脳の血流がよくなります。

さらには、よく噛むことによって唾液《だえき》もたくさん出ます。唾液には、消化と吸収だけでなく、パロチンという若返りホルモンがあります。ガムでもかまいませんから、たくさん唾液を出してください。

逆に、早食いの人は反対の行動をしているわけですから、病気が治りにくくなります。

③口腔内の清潔を保つ

うがいを心がけ、ていねいに歯を磨いてください。口腔内の免疫力がアップする効果があります。

毒消しにはパセリ、活性酸素排出には水素水、リンゴなど

あまりにも危険な食品があふれている時代です。気をつけていても、知らずに有害成分を含む食品を口にしているかもしれません。

そこで、食物に含まれている有害成分（ダイオキシン、食品添加物、農薬、防腐剤、重金属、抗生物質、合わないと判定された薬）の毒消しには、パセリが有効です。有害成分を吸着して体外に出す効果があるからです。

パセリは鉄分もビタミンCも多く、食べて悪いものは何もありません。また、炒めてもその力が落ちない、すぐれた食品です。ただし、農薬がついている場合があるので、よく洗って食べてください。

パセリ以外にも、ある漢方薬には重金属を体外に排出する力がありますが、使用法を間違って使うと危険なので、ここでは省きます。

福島の原発事故以来、食べものに含まれる放射線も問題になっています。放射線は、

身体の細胞を傷つけて過剰な活性酸素を出します。そして、体をどんどん酸化させていき、それが癌などの病気に結びつきます。

活性酸素をとり除くのにいちばん有効なのが、水素です。現在は水素水が販売されていますから、摂取すれば水素と活性酸素が結合し、水となって体外に排出されます。そしてそれと同時に、水素が放射線で傷《いた》んだ身体を治してくれるのです。

活性酸素を排出できる食品として、ほかにもリンゴ、クルミ、プルーン、ブルーベリー、赤ワイン、豆類（乾燥黒豆・乾燥金時豆・大豆）があります。

病気になった食生活・習慣をやめる

①体に合わない水

現在、日本の家庭で使われている水道水は、質がよくなっています。それに対して、日本各地の名水の汚染が進んでいます。名水だからといって安心して口にするべきではありません。また、外国のミネラルウォーターは日本人の身体に合わないのもあるので注意してください。

②肉、および乳製品

牛肉、牛乳、および乳製品は、乳癌や大腸癌の原因となります。また、癌患者の患部に癌ウイルスとともにほぼ一〇〇％発見されるのが、クラミジア・トラコマーテスです。ウイルスや細菌の大好物が「牛肉、牛乳、乳製品」ですので、自ら細菌に餌をやっていては、治るはずがありません。

③玄米食・健康食品

玄米には、身体を冷やすフィチン酸という成分が含まれています。毎日食べると身体の冷えから免疫力を弱め、病気と闘う力を阻害します。無農薬でつくられた玄米でも、患者に適合することはほとんどありません。

健康食品も、安全なものだけを摂取してください。当院では、患者さんの健康食品がその人に合うかどうか、飲んでよいかどうかのチェックをしています。

④ハムやソーセージと魚介類はいっしょに食べない

亜硝酸ナトリウムは、ハムやソーセージなどの発色効果を上げるために使われている食品添加物です。亜硝酸ナトリウムが魚介類に含まれるジメチルアミンと結合すると、発癌物質であるジメチルソアミンが形成されます。発癌物質を発生させないためにも、ハムと魚はいっしょに食べないことです。

⑤旬の野菜を食べ、輸入柑橘類を避ける

促成栽培で作られるハウス野菜には、早く収穫するために硝酸態窒素を含む肥料が大量に使われます。この硝酸態窒素が蛋白質のアミノ酸と結びつくと、発癌物質であるニトロソアミンを発生させます。そうした危険が少ない旬の野菜を食べましょう。

輸入柑橘類のレモン、オレンジ、グレープフルーツには、皮だけでなく果肉にも防カビ剤が残留しています。農薬の問題はあるものの、国内産なら輸入の際に散布される防カビ剤の心配がありません。

⑥癌患者は禁煙・禁酒（一時期）

タバコを吸いながら癌を治した患者はいません。同居するご家族も禁煙してください。飲酒も癌患者にとっては自殺行為です。アルコールは癌の成長のガソリンとなるからです。

電磁波被曝・過剰な放射線被曝を避ける

家庭における電子レンジ、パソコン、エアコン、蛍光灯などの電化製品は、多くの電磁波を発生させています。使わないときには電源コードをはずしておくか、待機電力をカットするスイッチつきの電源コードをOFFにしておいてください。

直接、足や肌に接する電気毛布、ホットカーペットだけでなく、電気コタツもできれば使用しないで、ほかの暖房器具を使う、靴下を厚くするなどの工夫で乗り切ってほしいものです。高圧電線、鉄道沿線、幹線道路沿いも電磁波被曝しやすい場所です。

放射線治療では、最小量の被曝にとどめ、過剰な被曝は絶対に避けてください。

病院の検査機器も危険性が高いので、自分の命を守るためにも医師にしつこく確認し、本当に必要な検査・緊急避難的な治療以外は受けないことです。患者さん自身が癌への不安感から過剰な検査や治療を望んでしまうケースもありますが、これはむしろ命を縮めてしまいます。

生活環境を整え、日光浴をしよう

自分でできる環境対策から始めましょう。

自宅に敷地がなかったり、アパートやマンション住まいだったりしても、せめて室内で観葉植物を育て、植物が夜に吐き出す酸素を吸い、少しでもきれいな空気で生活してください。当院の患者さんは、治療で使った漢方薬の煎じたカスを木々の肥料にするなど、環境への有効利用をしています。

また、屋外をよく歩き、適度の日光浴をすることです。屋外にいる時間は、午前、午後ともに三十分以上、一日六千歩以上歩くというのが理想です。

かつては、皮膚癌のリスクから、過剰な太陽光にさらされないように警告されてきましたが、最近ではその認識も変わってきました。

バージニア州のウイリアム・グラント博士が米国内の五百地域について癌による死亡率を比較した結果、白人では、太陽光の多い南部諸州に比べると、北部のニューイングランド各州で膀胱癌、乳癌、大腸癌、子宮癌、卵巣癌、食道癌、直腸癌および胃癌による死亡率がほぼ二倍になることがわかりました。さらに詳細な解析から、米国内各地の癌発生率は、ほかの既知要因で補正しても、中波長紫外線（ＵＶＢ）量と反比例の関係にあると示されています（「Ｍｅｄｉｃａｌ Ｔｒｉｂｕｎｅ」二〇〇二年五月二・九日より）。つまり、太陽光は皮膚以外の癌を減らす効果がある、というわけです。

加えて、欧米人とは異なり、身体を紫外線から守る大切な働きをする「メラニン色素」が日本人には多く存在しています。長時間でなければ、むしろ日光浴はおすすめです。太陽光は、病気の原因となる「ウイルス」「細菌」なども殺菌する力があるのです。

もちろん、紫外線の強いときに屋外に出るときには、紫外線カットのクリームを肌に塗って、サングラスをかけ、大きめの帽子をかぶるなど、基本的な対策だけは身につけておきたいものです。

すべてのことに感謝する～こんな目に遭わせてくれてありがとう！

私は毎日、正座をして食事をいただきます。

なぜ正座するのかといえば、私たちは米の命、野菜の命、動物の命、魚の命をいただき、それらの命をもとに自分の命をつくるわけですから、かしこまって身を正すのです。そして、噛んで、噛んで、噛み砕きながら、感謝していただきます。

かつては、日本人だけが正座で食事をする民族でした。もちろん、その背景には日本独自の畳文化があったとは思いますが、もう一つ、自然の恵みに対する感謝の気持ちがあったからこそ、身を正してその感謝の気持ちを表したのだと思います。

これは、なにも食べ物に対してだけではありません。癌という病気に対してさえ、その気持ちを持つことが大切だと私は考えています。つまり、「こんな目に遭わせてくれてありがとう！」という気持ち、その気持ちが癌を消失させていくことにつながるのです。

とはいっても、実際にはたいへんむずかしい気持ちの持ちようではありますが、現実に、それを実践している人たちのほうが回復が早いことも確かです。

脈波サウンドCD

サウンドCDに、ハートショットというのがあります。名古屋工業大学大学院工学研究科（情報工学専攻）の伊藤英則教授が開発した、「人体（脈波）から採取した信号を音階に変える技術」でつくる、オリジナル・アルファ波サウンドです。

自分の脈波だけでなく、自分の尊敬する人物の脈波で作成したCDや、自分の脈波と掛け合わせた（デュエット脈波）CDを聴くことによって、心地よい波動が脳を刺激し、その結果としてアルファ波が出てきます。個人差はありますが、やすらぎをもたらす、ストレス解消になる、集中力・記憶力・発想力の向上に役立つ、といった効果が認められています。

私も、自分の脈波が奏でるサウンドCDをつくりました。私の脈派が、精神疾患や不眠症の人に特に効果があるとわかったからです。

脈波測定、およびCD制作に関わっていただいた「愛の手」の代表、荒木愛深さんから次のようなコメントをいただいていますので、ご紹介しておきます。

※　　　　※

「横内先生の脈波は、ほとんど反応せず、まるで脳死状態のようでした。私は測定機械が壊れたのだと錯覚してしまいました。まるで仙人と思えるほど、ほかではなかなか見られない脈です。CDを聴いてみると、何フレーズか無音から始まり、一音一音が長くなっています。個人的な感想から申し上げますと、お経を聴いているかのような感覚を覚える、まさに瞑想CDです。横内先生に好意的な感情を持たれている方々には、特に心穏やかに導くサウンドと思われます。また、横内先生の脳波は、以前にもソニーのエスパー研究所や大学機関でも興味を持たれ、研究されたくらい、貴重な脳波であることも知り、驚かされました」

※　　　　※

私の脈波については、長崎県島原市の松岡伯菁医師からも次のようなお便りをいた

図5　横内先生の脈波と、一般の方の脈波との比較

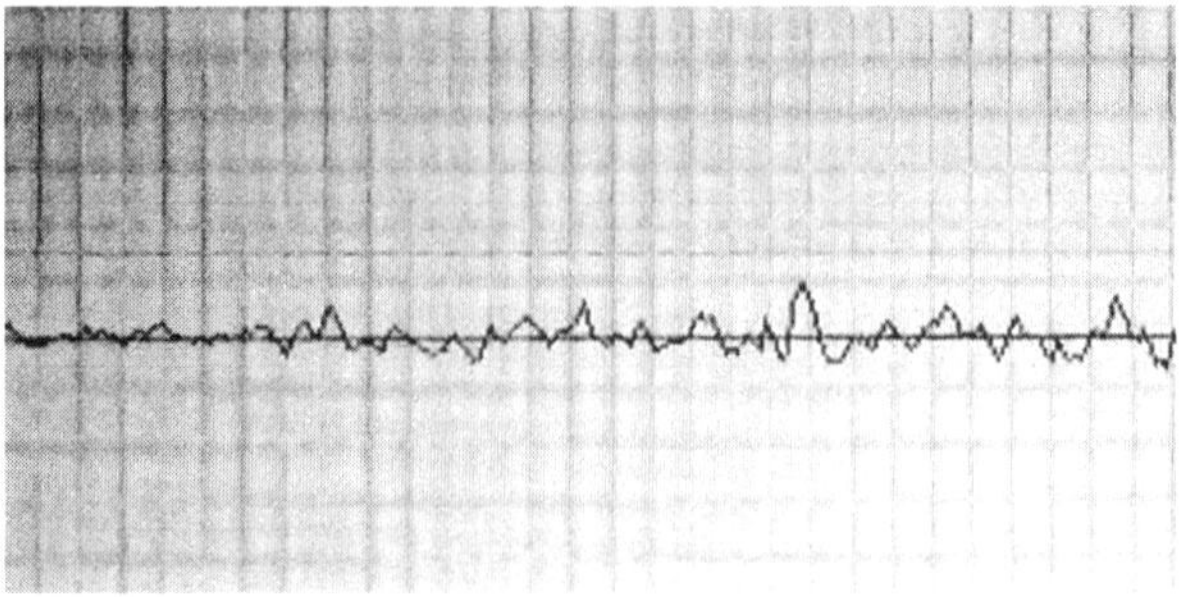

横内先生の脈波

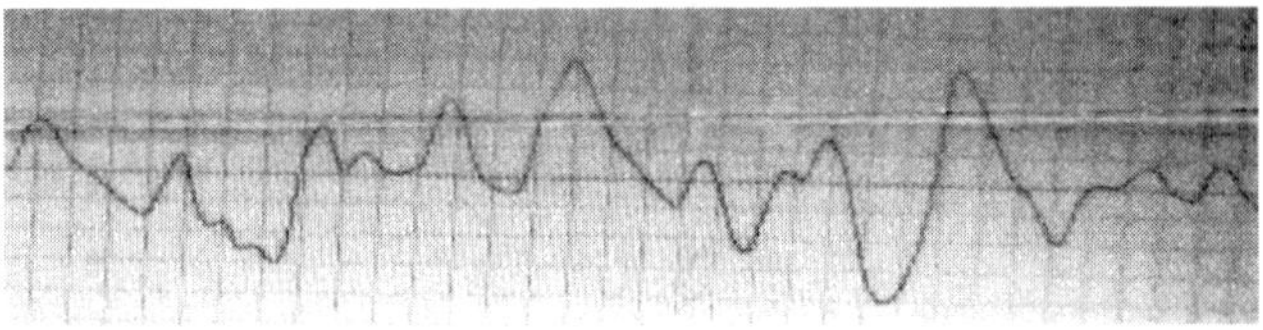

10代男性

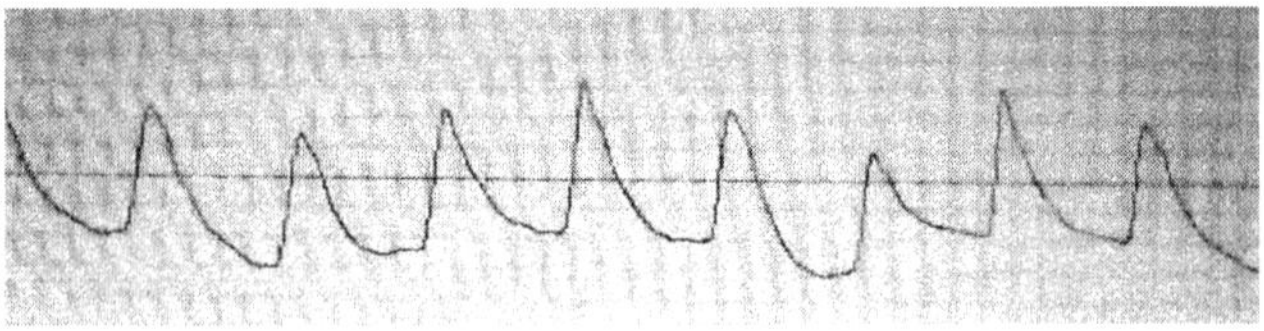

20代男性

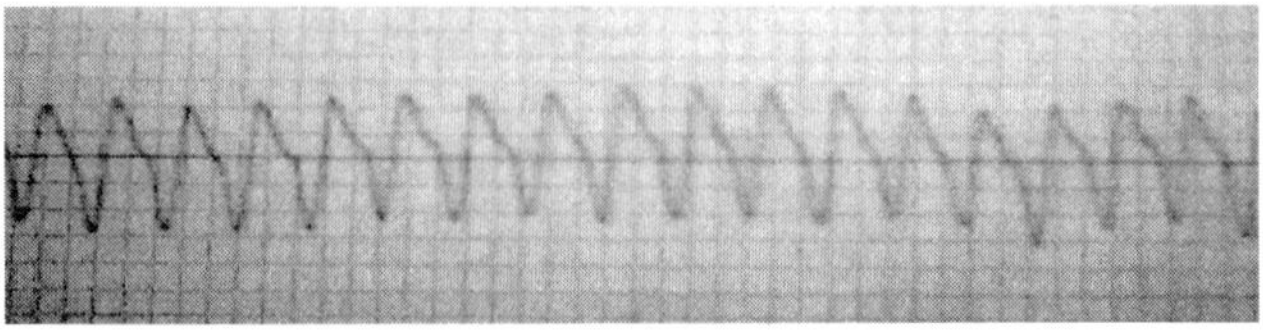

50代男性

だきました。

「このハートショットを聴いておりますと、病苦の状態から『再生』の波動を与えられ、息づいていくのがわかります。このサウンドを動かしながら、価値的情報値（気）を測定させていただきました。なんと、おおよそ〈＋三九八万〉でした。今までいろいろな測定をしてきましたが、一般の現象界、物質界をはるかに超え、心的、精神的な（＋）界では最高の数値でした。ちなみに、一般には、よいものでもほとんど二ケタ台です」

第6章　これまでの臨床例と体験談

さて、ここからは、癌と診断された患者さんがどのようなプロセスをたどり、完治に至ったかを、臨床例をもとに解説していきます。横内醫院のホームページにも多くの臨床例、体験談を掲載していますので、そちらも併せてご覧ください。

初診から二週間で癌のエンジンが壊れた！

K・Mさん　男性（現在八十歳・六十二歳で肺癌宣告）

K・Mさんは、十八歳頃から強いタバコを吸い続けてきました。

五十歳からは半年に一度、エックス線（途中からCTスキャンに変更）と喀痰検査をしていました。しかし、平成七年十月の検査で影が見つかり、十一月に国立がんセンターで精密検査をした結果、肺癌と診断されました。

このときの主治医の説明では「この癌は腺癌です。まだ小さいけれど八つあります。今回手術するのはそのうちの一つです。ただ、困ったことに一つは心臓の近くにあり、手術ができません。そのときは別の方法を考えましょう」とのことでした。

翌年の平成八年三月、K・Mさんは胸腔鏡手術を受けました。

退院してから十日後には職場復帰し、二カ月後にはスポーツができるまでに回復しました。そんなある日、学生時代の友人とお酒を飲む機会があり、その一人が横内醫院の患者だったことから勧められて、八月に来院されました。

診断の結果、悪性の進行癌が認められたので、体質改善薬と体力増強の漢方薬を処方しました。

二回目の来院のときにパワーテストで診断してみると、すでに癌の活動はなくなっていました。「初診からまだ二週間しかたっていないのに！」とK・Mさんは驚いていましたが、内心、まだ半信半疑だったようです。

その二週間後には、癌の活動が止まっていたのに加えて、クラミジアもなくなっていました。翌月の十月にはＫ・Ｍさんは心身ともにすっかり元気になり、十一月には漢方薬が一種類になるほど回復しました。

いっぽう、半年に一度通院していた「がんセンター」では、ＣＴスキャンによる検査で、「まだ七個の影がある」と診断されました。しかし、平成九年二月の横内醫院でのパワーテストの診断においては、癌の活動は認められないので、私は「心配しなくてもいいですよ」とお伝えしました。その後、「七個あるうちの一つが成長したので手術したほうがいい」と病院から勧められたＫ・Ｍさんは、いろいろ悩まれたようです。

ちなみに、このようなケースは多く見られます。癌の活動はないものの、腫瘍部分が残っているために、病院では「影がある」と診断します。しかし、このとき、腫瘍から癌細胞は消えています。癌をセミにたとえれば、セミが出てしまって、抜け殻だけが残っている状態です。心配ありませんが、病院からそう言われれば患者さんは疑心暗鬼になってしまいます。結局、Ｋ・Ｍさんは手術をしませんでした。

漢方薬一種類の服用をそのまま続けたＫ・Ｍさんは、咳が出ることはあっても体調はとても良く、翌年の平成十年九月には漢方薬が不要となりました。

その後、横内醫院に検査通院だけを続けたK・Mさんでしたが、平成十三年六月、五年経過をみて完治と判断。以後、一年に一度の検診となっています。現在は退職されましたが、現役で働いていたときよりも体調は良好とのことです。

K・Mさんご自身が書かれた体験談を、当院のホームページ（患者様体験談の「肺癌から生還した患者のひとり」）で紹介していますので、ぜひ参考にしてみてください。

一度治した癌を不摂生で再発。余命半年〜一年の宣告から生還！

S・Hさん　男性

（現在五十五歳・四十四歳で肺癌、脳転移、五十四歳で肺癌を再発、骨転移）


通常、横内醫院の治療においては、癌が治っても本書で書いてきた牛肉や乳製品を食べない、電磁波防止などの禁止事項を守っていただくようにしています。さらに、一年に一度、健康診断を受けてもらっています。

次に紹介する患者さんは、とても珍しいケースです。一度は治した癌を不摂生で再発させてしまい、骨転移にまで至ったあげく、余命半年から一年の宣告を受けました。それが、再び当院における治療により、一年も経たないうちに二度目の生還を果たしたという例です。

おことわりしておきますが、横内醫院に来られた患者さんがみんなこのように早く治るわけではありません。この方は奇跡的といっていいほど、回復が早い例だったとご理解いただいたうえでお読みください。

経過をふりかえってみましょう。

S・Hさんは平成十四年五月、肺癌と診断されました。平成十五年七月には脳転移が認められ、抗癌剤治療を受けました。

S・Hさんが青森県の弘前大学病院から紹介されて当院に来られたのは、その翌月の八月でした。調べてみると、やはり癌の活動があったので、抗癌漢方薬を含めて四種類と、脳の血流をよくする生薬一種類を処方しました。

十月になっても、漢方薬の種類の処方は変わらず続けていましたが、「特に気になる症状もなく働けている」とのことでした。十一月には体調も良好となり、調べてみると全身の血流が改善していたので、生薬はやめて、ウイルスを叩く漢方薬四種類となりました。

翌年の平成十六年には体調はさらに良くなり、弘前大学病院の検査でも「変化ない」ということでした。先述しましたが、腫瘍から癌細胞が消えて、腫瘍だけが残った状態です。つまり、癌の活動がなくなったことを意味します。この段階で漢方薬は二種類に減りました。

平成十七年になっても、S・Hさんは普通の生活を送っていました。体質改善の漢方薬だけは二種類処方して、以後はきちんと漢方薬を服用していただいたので、再発もありませんでした。平成二十年十月の検査でも特に異常が認められず、完治と判断。漢方薬を卒業しました。

ところが、完治したのをいいことに、S・Hさんは私の注意を気に留めず、タバコを再開しただけでなく、好きな牛肉、牛乳、チーズ、バター、乳製品を食べる生活を始めてしまいました。最初に癌になったときと同じ生活習慣をくりかえしたわけです。

最初の癌が消えてから約九年目を迎えた、平成二十四年八月のある日でした。

S・Hさんは腰に違和感をおぼえました。すぐに弘前大学病院でPET検査をしてもらったところ、肺癌が再発、しかも腰椎転移までしていることがわかりました。すぐに抗癌剤治療を四回行ったものの、大腿骨や腸骨にも転移してしまいました。

半年後の平成二十五年二月、S・Hさんは再び当院へ受診に訪れました。ご本人はもちろん、奥さんの落胆ぶりはあまりにも痛ましく、「主治医から、余命半年から一年だろうと言われました」と、泣きながら話されました。

この日、S・Hさんが私にこっぴどくしかられたことは言うまでもありません。ひとまず、抗癌漢方薬を含めて三種類を処方し、食事、電磁波対策、そのほか生活の注意点をしっかりと再指導しました。

すると、わずか二カ月後の四月。弘前大学病院でMRI検査をしてみると、脳転移もなく、PET検査も「問題なし」と言われたのです。

翌月の五月には体調も良くなり、生活に支障も出なくなりました。ここで漢方薬は体質改善の三種類に変更となりました。

現在、S・Hさんは元気に働いており、当院を一カ月ごとに受診し、きちんと定期健診をしています。かつて、悲壮な表情で来院された奥さんもすっかり元気になり、当院のスタッフからも「奥様、きれいになりましたね！」と評判です。

漢方薬のみで大腸癌が完治

Ｍ・Ｏさん　男性（現在七十一歳・六十歳で大腸癌宣告）

平成十四年八月、Ｍ・Ｏさんは検診で血便が陽性と判定され、大腸カメラで調べたところ、大腸癌と診断されました。「人工肛門になるかもしれない」という不安を抱え、横内醫院に来院されました。

漢方薬は、抗癌漢方を含め、四種類を処方しました。

漢方薬服用から一カ月すると、すぐれなかった食欲も出てきて、体調も良くなりました。この時点で、漢方薬は三種類に減らしました。

そのまま漢方薬を服用し、初診から半年後、大腸カメラ検査・ＣＴ検査・超音波検査をしてみると、直腸癌が消滅していました。

「癌になってから四キロ増えましたよ！」

とM・Oさんは喜んでいました。体調改善のために、漢方薬一種類だけはそのまま服用してもらいました。

半年後には、体調も良く、久しぶりにゴルフを始められるほどになりました。ここで漢方薬は卒業、以後は定期健診のみとなっています。

手術せずに完治した例です。M・Oさんは現在も元気に過ごしています。

手術・抗癌剤治療で転移した癌が一年以内に消滅

U・Kさん　女性（現在五十八歳・四十五歳で大腸癌、翌年に肺転移）

平成十二年七月、U・Kさんが四十五歳のときです。もともと痔があったので、血便が出ても放置していたそうですが、だんだん症状が気になりだして、病院を受診したそうです。

その結果、大腸癌と診断され、すぐに手術と抗癌剤治療をしました。ところが、それから約一年後、肺のCT検査で両肺への転移が認められました。

横内醫院に来院されたのは、それから三カ月後の平成十三年十一月です。抗癌漢方薬、免疫力をあげる漢方薬を含めて三種類、それから整腸剤を処方しました。

一カ月後には漢方薬を飲んでも疲労感がなく、血液循環が良くなりました。この時点で抗癌漢方薬の必要がなくなり、免疫力をあげる漢方薬二種類に変更しました。

五カ月後の平成十四年五月には、「体調がとても良くなって、便通もいいです」とのことで、漢方薬は一種類のみとなりました。

その二カ月後の七月に病院のCT検査を受けたところ、結果は「異常なし」。この時点で、体質改善の漢方薬のみに変更しました。

U・Kさんはすっかり元気になり、以後、二カ月に一度の来院で検診を続けました。体質改善の漢方薬のみ、処方を続けました。「病院の主治医が、こんな症例はないと驚いています。薬剤師さんも奇跡だと話しています」と言われるほど、U・Kさんはどんどん元気になりました。

大腸癌と診断されてから七年後の平成十九年二月、U・Kさんの癌は完治しました。「漢方薬を飲んでいるほうが体調がよい」というご本人の希望で、体質改善の漢方薬だけは処方を続けました。

二カ月後、病院でCT検査をしたところ、再び結果は「異常なし」。これで、外科のドクターからも「完治です」と伝えられました。以後は三カ月に一度の来院となり、「病気をしたとは思えないほど元気だね、と友人が驚いています」と笑うU・Kさん。体調もよく、元気に過ごされています。

末期癌から六年で完治

M・Kさん　男性（現在七十三歳・六十六歳で胸腺癌末期宣告）

平成十八年六月、左頸部のリンパ節が腫れてきたのが気になったM・Kさんは、病院を受診したところ、胸腺癌と診断されました。それから三カ月間、放射線治療・抗癌剤治療を続けましたが、「一～二カ月で自宅にいられなくなるでしょう」と担当医に言われました。

横内醫院への来院は、翌年の平成十九年五月でした。抗癌漢方薬と抗ウイルス漢方薬を処方しました。M・Kさんがそれまでたくさん飲んでいたサプリメント、生薬などをパワーテストで調べたところ、体質に合わないとわかり、服用を中止してもらいました。

一カ月後には血流が良くなり、体調も良好になってきました。Ｓ医大を受診したところ、この時点では「エックス線写真上では小さくなって見えるが、縦隔まで浸潤している」と診断されました。

三カ月後、今まで頼りなかった足の力も出てきて、Ｍ・Ｋさんの体調は非常に良くなりました。ここで体質改善、免疫力をあげる漢方薬に変更しました。

初診から二年弱が経過した平成二十一年三月。来院時にもすっかりお元気で「講演活動、海外での会議などで多忙な生活を送っています」とのことでした。ここで、体質改善の漢方薬が一種類だけになりました。

それから三年後の平成二十四年七月、癌が完治しました。

翌年三月の検診では、パワーテストでもウイルス反応が出なくなり、漢方薬が不要となりました。以後、半年に一度の検診のみとなっています。

三十歳代で腎臓癌を手術、余命半年と診断。三十年後も体調良好

M・Tさん　男性（現在六十九歳・三十九歳で腎臓癌）

昭和五十八年のある日、突然、M・Tさんのしゃっくりが止まらなくなりました。耳鼻科や内科、脳神経内科などを受診したものの、原因は分からずじまいでした。そのとき、M・Tさんは「もしかしたら、横隔膜に異常があるのかもしれない」と感じ、自分から希望して腹部の精密検査を受けたところ、腎臓癌が発見されました。

同年十二月、腎臓癌の摘出手術が行われました。進行癌とわかり、リンパ節転移も認められ、年齢も若かったため、主治医に「余命半年」を宣告されてしまいました。

その後、すぐに青森県町立田子病院を受診したM・Tさんは、奥さんと来院。診察の間、奥さんは泣きながら相談されていました。

初診では抗癌漢方薬を含め、三種類を処方しました。

漢方薬を飲み始めると、M・Tさんの体調はすぐに良くなり、半年後には体質改善の薬に変更しました。仕事にも復帰し、会社の健康診断でも問題は出ませんでした。

やがて体力も回復、趣味のゴルフができるまでになりました。

Ｍ・Ｔさんは、定期検査のために、何度か手術した病院の外来へ出かけたそうです。そこで、入院していた同室の患者さんが、一年ごとに一人ずついなくなり、五年後には誰もいなくなるという運命の皮肉を見せられました。そんなＭ・Ｔさんに主治医は「Ｍさんは奇跡だ」とつぶやいたとか。

そのまま異常もなく、五年経過をみて完治と判断しました。もう三十年が経過しましたが、その後の再発もなく、体調良好で元気に過ごされています。ご本人の希望もあり、再発予防のために、完治後も漢方薬は五年くらい飲んで、今は年一度の検診に来院しています。

卵巣癌Ⅳ期からの完治、十四年経っても再発なし

Ｈ・Ｙさん　女性（現在六十四歳・四十九歳で卵巣癌）

平成十年七月、Ｈ・Ｙさんは、腹部がかたく、大きくなっているのに気がつきました。八月になり、婦人科を受診したところ、「卵巣癌Ⅳ期　腹膜転移」と診断を受けました。

九月には子宮両側卵巣を切除、化学療法も行われました。主治医からは「緩和ケアも考えるように」と言われました。そのまま化学療法は続けられ、平成十一年三月には五クールを終了しました。

その時点で、彼女は横内醫院に来院されました。このとき、抗癌剤の副作用による手足のむくみ、しびれがありました。抗癌漢方薬を含め、三種類の漢方薬を処方したところ、二カ月後の五月には身体が軽くなり、手足のむくみ、しびれが軽減してきました。その時点で、煎じ薬は一種類となりました。

それから半年後の十一月の来院では、体調も良好で、しびれも消失していました。血液検査のデータも良好でした。その結果、煎じ薬が不要になり、三カ月に一度の来院となりました。

翌年の平成十二年になると、ときどき足のしびれや痛みが出るものの、粉薬のみで症状が改善していきました。以後、一年に一度、検診で来院されています。

十年以上が経過した平成二十二年六月の段階で、再発はありません。完治してからも年に一度の検診を欠かさず、元気に過ごされています。

患者さん（急性リンパ性白血病・現在十一歳）のお父さんからのお手紙

山本太一君（仮名）のお父さん、良彦さん（仮名）

お手紙をくださった山本良彦さん（仮名）は、白血病と闘っている太一君（仮名）のお父さんです。

平成二十一年の十二月、太一君の体調に変化が起き、小児科へ受診に行ったところ、白血病と診断されました。発病後三年半にわたる闘病の間、西洋医学の主治医からは「いつ急変して亡くなってもおかしくない」と何度も余命宣告を受けました。

その間、家族全員でがんばっていたのですが、残念ながら、二十五年一月にお母さんが脳出血で急逝されました。まだ悲しみの癒えないお父さんですが、太一君やご家族とともに、お母さんが喜んでくれるような生きかたをしようと、前向きに日々を過ごされています。そんなさまざまな思いが綴られた、貴重なお手紙を二通ご紹介します。

一通は、横内醫院の初診の後でいただいたお手紙（平成二十四年五月）、そしてもう一通は、奥様が亡くなってからいただいたお手紙（平成二十五年四月）です。

私も妻も、二年以上にわたる闘病を経て、先生にお会いできましたこと、本当にうれしく感じております。先生のおかげで、このような状況でも希望を持てるようになりました。本当はもっと早くに息子の病気は治ってほしかったのですが、今からでも絶対に大丈夫だと信じて頑張っていきます。

※　　※

先生がご紹介くださった『乳がんと牛乳～がん細胞はなぜ消えたのか』、また、先生のご著書『究極の癌治療』も拝読させていただきました。この手紙では、私どもの二年間以上にわたる闘病と、現在の思いを綴らせていただきました。ご一読いただければ幸甚でございます。

さて、先日の初診の際にお伝え致しましたが、息子が最初に白血病と診断されたのは、平成二十一年の十二月でした。当時、なんとなく肌色が白い、疲れやすい、定期的に熱を出すなどの症状から、近くの小児科へ受診に行ったところ、「白血病の疑いがある」とのことでした。

自宅からも近く、癌治療で有名なF病院で精密検査を受けました。その結果、すぐに白血病と診断され、入院しました。

発見当時、白血球数が十万以上あったため、高リスク群に分類され、強い抗癌剤治療を行うことになりましたが、その際、「五年以上の長期生存確率は五〇〜六〇％」と説明を受けました。

また、その後の精密検査である種の遺伝子異常が発見され、このまま抗癌剤のみによる治療を続けるのではなく、完全寛解《かんぜんかんかい》（**著者注**・白血病細胞が減少し、正常細胞が増え、症状がなくなった状態）で放射線、および移植を行ったほうがいいのでは、と提案されました。

このときは、私も妻も、小児の白血病では抗癌剤治療のみによる治癒率も比較的高いことや、放射線や移植を行った場合の副作用の心配があったので、結局、抗癌剤のみの治療を選択し、治療後の平成二十二年十月に退院しました。

退院後も薬による治療は続くものの、正直、「十カ月の闘病でやっと完治した！」と喜んでおりました。この十カ月の経験を通じて、私たち夫婦や四歳年上の兄は、今まで以上に太一の大切さを認識できたと同時に、より一層家族が仲良くなり、太一が退院後の数カ月は、毎日毎日を大切に、かつ、とても楽しく過ごしました。

そのような中、平成二十三年四月に定期健診を受けました。

血液検査（顕微鏡での観察）の結果、「末梢血に異常な白血球が数パーセント見受けられる」と言われて骨髄検査を行い、白血病の再発が確認されました。私も妻も、言葉では言い表せないショックを受けました。そして、平成二十三年四月から十月までF病院に再入院しました。

このときは、前回の治療からわずか半年後の再発なので、抗癌剤で完全寛解に導いた上で、放射線、移植を行うという方針のもと、治療を開始しました。しかしながら、いくつかの抗癌剤を使用しても、結局、完全寛解に至らず、非寛解のまま平成二十三年八月に臍帯血移植を行いました。「非寛解のままの移植では、五年以上の長期生存確率は一〇～二〇％程度です」と説明を受けました。

放射線治療、移植も無事終了し、GVHD（**著者注・移植片対宿主病＝Graft Versus Host Disease の略。移植後の合併症の一つ。提供された血液の免疫機構が、**

移植した患者の全身組織を攻撃すること）の症状も見られないため、平成二十三年十月に退院できました。ただ、私も妻も、前回の退院の時のように「これで治った」という感じは持てず、「これからどうやって再々発させないようにしようか」と考え、免疫力を上げるために、手足のマッサージをしたり食べ物に気をつけたりしました。にんじん、りんごジュースを飲む、玄米を取り入れる（今となっては間違っていたのですが）、できるだけ農薬を使っていない野菜や果物をたくさん食べる、などを行っていました。

平成二十三年十月からの数カ月間は週に一度のペースで通院し、血液検査等を行い、薬を処方してもらっていました。体調も良く、ＧＶＨＤもなく、全て順調に見えたのですが、二十四年二月に行った血液検査で再々発が確認されました。息子もようやく、小学校に復帰したばかりだったので、家族みんな、とてもショックでした。

その後、Ｆ病院の先生からは、「白血病の治療として考えられる抗癌剤治療、放射線治療、移植の全てを行ってしまった。特に太一君の場合は、当初から高リスク群のため、強力かつ多種の抗癌剤を使用していて、これ以上使える薬がない。放射線治療に関しても、全身照射を行っているのでこれ以上治療できない。よって、再移植を行う状況に持ち込むことすら、ほぼ不可能である」との説明を受けました。つまり、「現代医学では、もう打てる手はない」との結論です。

正直なところ、再々発が確認されてから打つ手がないと結論が出るまでの期間があまりにも短かった（同時だった）ので、今まで二年間にわたって信じてきた現代医学の弱さ、脆さを痛感致しました。現代医学では、病状が出てきたらそれを緩和しようとしますが、「そもそもなぜそれが出てきたのか。出ないようにするには日頃から何をすればよいのか」という点に関しては脆いと感じました。

この二年間の治療で「本当に息子に適した治療はなんなのか」を、F病院の先生方も私も妻も、一所懸命に考えました。私は数理統計学を専門としていたので、確率や統計に関してはそれなりの知識と経験があります。

この二年間、何度も「高リスク群なので、この治療を行えばX％の確率で……」と説明を受けましたが、そのたびに、私なりに論理的に事象を整理して、また、可能な範囲で息子の個別事情を加味して（確率を修正しながら）、最善と思われる治療を選択してきたつもりです。特に、「初発の治療で移植を行うかどうか。再発の治療の移植で臍帯血にするか、兄をドナーにするか（兄の骨髄はフルマッチでした）」に関しては、非常に悩みました。

さまざまな事象を整理して考えましたが、確率の上ではどんなに確かだとしても、それが息子に当てはまるかどうかはわからず、特にこのような病気の場合、同じ条件を満たした標本で母集団を形成するのは不可能なので、確率や統計を論じること自体、慎重になるべきと感じていました。「本当に息子に適した治療はなんなのかがわからない」という気持ちの中、祈りとともに治療を選択してきました。

さらに、再々発で「息子の白血病は治っていなかった」と実感しました。再発、再々発は、一見、なりを潜めていた白血病細胞が時を経て出てきただけで、完全に消えておらず、おそらく今後も完全に消えず、そのような異常な細胞が出てきた時に、それを異常発生させないような体内のメカニズムを維持し続ける必要があるのだ、とわかりました。その意味では、今までに頼っていた現代医学は、息子の病気を完治させる（いわゆる〝発病〟させない）ためのメインの治療法にはなり得ず、メインの治療は、あくまでも「息子の体内の免疫力を上げること、そして、それが白血病細胞を打ちのめす状況を作ること」なのだと、やっと理解できました。

つまり、いかに息子の体（細胞の一つ一つや体内メカニズム）を作り上げていくかが大切であり、そのためには「食事」や体内の働きを手助けする「お手当」も大切で、その上で病状が急激に悪化するのを防ぐために現代医学の薬を使用すべきなのだ、と考えるようになりました。そして、悪い細胞のみでなく、良い細胞まで弱めてしまう抗癌剤の使用は本当に気をつけるべきだと、やっと理解できました。書き方の違いはあれ、多くの書物に書かれていることですが、正直この事実を理解できるまでに、恥ずかしながら二年以上を費やしてしまいました。

このような経緯で、食事やお手当に関してさまざまなノウハウを持っている自然療法の機関を訪ね、玄米菜食やお手当を四月下旬から実施し始めたところでした。そこで推奨する理論は、「こうやったらうまくいった」という事例紹介的なものが多く、一般的に通じるのか、うまくいった要因は本当にそれと特定できるのか、といった観点から疑問を感じる部分もあります。ですが、皆さまが親身にいろいろな話を聞いてくださって、ご自分たちの経験を共有してくださり（癌経験者が少ないです）、勇気づけてくださるので、とても助かっております。そして、今回も横内醫院を紹介していただき、こうして横内先生ともお会いできました。

息子の再々発以来、上記のような考えを巡らせていただけに、横内先生の著書『究極の癌治療』を拝読させていただいた際に、「まさにこれが正解だったんだ！」という喜びが湧いてきました。先週の木曜日にお会いする際には、まだ先生の著書を拝読しておりませんでしたので、初診の際には単純に驚くばかりでした。しかし今は、先生がなぜ、どのように治療をなさろうとしていらっしゃるのかが、随分と理解できるようになったと感じております。

先生は、著書の中でも、またホームページでも、「人間一人一人の身体が一律に同じであるはずがなく、病気は病気になる個々の原因があり、その原因を取り除かなければ治らない」とおっしゃっています。まさに、完治をめざすための必要不可欠な究極の診断手法としてパワーテストがあり、治療法として漢方・気功併用療法があるのだと理解できました。今、私も妻も、再び「希望と信念をもってしっかり治療していく。今回は横内先生のお力添えをいただきながら、息子の治癒力を高めて白血病細胞を消滅させ、息子自らが白血病に勝つことを実現させる」と決心しております。
横内先生には、これから何年も、何十年も、ずっと御世話になっていただけると心から信じております。なにとぞ、お力添えをよろしくお願い致します。

追伸
先日、三泊四日で沖縄旅行に行ってまいりました。今回は横内先生に診察していただいた後の旅行なので、希望を持ち、食べ物も、乳製品、牛乳以外は基本的に食べられて、とても楽しく過ごせました。
実は、先月も同じホテルに滞在しました。ただ、このときは息子が「いつまで元気でいられるかわからない。もしかしたら、一～三週間程度しか元気でいられないかもしれない」と言われた上で出かけた旅行です。同時に、玄米菜食を始めたばかりでもあり、食べ物も非常に限定的になってしまいました。今回は、あれからほんの三週間後の旅行でしたが、横内先生のおかげで楽しく過ごすことができました。とても感謝しております。

その旅行中に先生がご紹介くださった『乳がんと牛乳～がん細胞はなぜ消えたのか』も読ませていただきました。読み始めるまでは、「これは一人の経験で、特殊なケースかもしれない。しかし、一人の経験を語る本にしては、やけに分厚いな」と感じておりました。読ませていただくと、本書がジェイン・プラント教授お一人の経験のお話ではなく、彼女の経験を通じて、多くの仮説と検証が医学・生物学的観点から展開されているのがわかりました。また、それが各国の違いに注目した斬新な視点からも展開されているために、読んでいくだけで多くの大切な知識も得られました。この本を通じて、現代医学の限界、体内の治癒力を高める大切さ、自らが正しい知識と情報に基づいて癌と闘う重要性を再確認できました。

横内先生、このような末筆での長文をお許しください。先生の著書を拝読し、息子のことを考えていると、「どうしても横内先生に手紙を書きたい」という気持ちが湧いてきてしまい、失礼ながら書かせていただきました。なにとぞ、ご容赦ください。

そして、これからもよろしくお願い致します。

平成二十四年五月

横内先生へ
もうすぐ、息子がお世話になり始めてから一年になります。

この間、横内先生には息子のみならず、私、妻、家族皆が大変お世話になりました。特に、先日、妻が倒れた際には、妻の病状をご心配いただいたばかりでなく、私も先生とのお話を通して精神的に支えていただきました。おかげさまで、妻の四十九日の法要を無事済ますことができました。

先日の息子の十一歳の誕生日は、本当にいい思い出でした。あの日、皆様が息子にメッセージカードを送ってくださいました。特に、横内先生からの「世の人々のために一隅を照らす人になってください」というメッセージに、妻は「横内先生は、太一が元気になって世の中の人のために活躍すると信じてくれている。本当にうれしい」と喜んでおりました。

妻が倒れるわずか十時間ほど前に横内醫院に送らせていただいたお礼のメールも、妻と私とで話し合いながら書かせていただきました。息子が喜んだばかりでなく、妻も私も感謝の気持ちいっぱいでメールを書けて幸せでした。私たちにとっての素晴らしい思い出です。改めてお礼申し上げます。

ここ数年、特に昨年、息子の再々発がわかって以来、妻と私は「自分たちがこの世に生まれてきた理由は何なのか？」をよく話し合っていました。私たちは「今世の使命の一つは、二人で力を合わせて太一を助けること。だからこそ、太一は絶対に治る。こうして横内先生にお会いできたのは、神様が導いてくださったに違いない」と、よく話しておりました。また、妻はF病院の先生に、太一が治るところをみせてあげたい。西洋の治療だけでは治らなくても、東洋醫学も用いることでちゃんと治るのだと知ってもらいたい。今までの治療だけでは治らない患者さんにも治ってほしい。そして、太一と同じような病気のお子さんを持つ親御さんに、西洋医学の先生からも希望のある言葉をかけてあげられるようになってほしい。それを証明するのが、私たちの使命だと思う、と言いながら、必死に頑張っておりました。だからこそ、横内先生を心から尊敬し、大好きでした。私たち家族は今でもそうですが、いつも横内先生の話をしながら喜びを感じております。

しかし、あれほど太一の、あるいは太一を超えて「生」に真剣に向き合ってきた妻が、一瞬にして亡くなってしまった事実をどう理解すべきか、どのようなメッセージとして受け取ればいいのか、私にはまだわかりません。

太一を助け、私たち家族を見守るために亡くなり、妻は仏様になってしまったのでしょうか。肉体は一瞬でなくなってしまうからこそ、私たちの両親も含めた家族、友人、知人との出会いや時間を大切にしろという意味なのでしょうか。人間には避けられない出来事が起こるから、自分にできることを精いっぱい行い、その結果を神に委ねなさいというメッセージでしょうか。妻の死から本当に学び取るべきものは何なのか、日々考えております。

あの大好きだったママが、意思なく（しっかりとした理由なく）私たちを置いていってしまうことは考えられないので、二人の息子とともに、ママからの真のメッセージを考えています。「ママがいなくなってしまったから、いろんなことができなくなってしまうのではない。ママがいなくなってしまったからこそ、ママが心の支えになって、より多くのことに、より一生懸命に挑戦できるんだ。何か迷ったら、どうしたらママが喜んでくれるかを考えよう。ママが喜んでくれるように、毎日毎日、一瞬一瞬を大切に積み上げていこう」と話し合いました。

これからも、私たち家族皆、病気のみならず、精神面においてもいろいろとお世話になると思いますが、なにとぞよろしくお願い致します。

横内先生の奥様へ

いつも、息子に温かいお心遣いをいただき、どうもありがとうございます。妻も「奥様は、いつも太一のことをよーく考えてくださっている。本当に感謝しなくちゃね」と、口癖のように言っておりました。また、太一にくださる工夫を凝らしたお料理の数々には、太一も妻も感謝するとともに、驚いておりました。息子の誕生日も、奥様が作ってくださったポテトグラタンを皆で楽しませていただきました。また、妻はレシピの載ったブログをチェックするのも楽しみにしておりました。改めて感謝させていただきます。本当にありがとうございます。

皆様へ

今、息子の喜び、というより、生きがいといってもいいかと思いますが、その一つが横内醫院に行くことです。それは、病気を治すという息子の前向きな考えに加えて、漢方のいいにおい（息子も今では〝いいにおい〟というようになりました）、皆様の温かい笑顔とお心遣いのおかげだと感謝しております。本当にありがとうございます。

そして、これからもよろしくお願いいたします。

平成二十五年四月

第二部

不妊症・アトピーを治す

第1章　不妊症の原因と治療

不妊治療と漢方

不妊の原因は、女性の場合は卵巣機能の低下やホルモンバランスの乱れ、男性の場合は精子の量や運動の影響によるものと考えられます。その不調を整えるため、漢方薬を服用して子どもを授かる環境をつくります。妊娠しても流産してしまう患者さんの場合でも、無事出産にまで至っています。

不妊の状況の一つに、卵管が閉鎖しているケースが考えられます。

これは、卵管に向かう神経にウイルスや細菌がついたためと考えられます。特に不妊症の人が気をつけなければならないのは、細菌のクラミジア・トラコマーテスです。先述したように、クラミジアは誰もが持っている細菌ですが、牛乳、乳製品が大好物です。食生活でこのようなものを口にすると、どんどん栄養を与え、発症の原因をつくってしまいます。

そのほかの原因としては、生活習慣によって冷え性になっているケースが多く見られます。

西洋医学のやりかたも悪くないのですが、一般の病院では注射や薬でホルモンの調整をするだけです。体外受精も含めて、あらゆる手を使い果たした人が当院には多く来院されています。そのような人たちは、漢方で体質改善を行うのが有効です。細菌が原因なら細菌を撃退する、冷え性の人は冷え性を治す、といった具体的な治療が有効なのです。体調を整えれば月経周期も整い、その結果、子どもを授かるチャンスが出てきます。

不妊もオーダーメイドの治療が必要

不妊治療も、ほかの病気と同じように、なぜ不妊になるのかを知り、その原因を排除していくのが基本方針です。不妊もまた、患者さん一人一人によって原因が異なるので、それを探さなければ解決になりません。

当院における治療は、まず、患者さんとのやりとりから、ある程度の原因を絞り込み、見極めながら、最後にパワーテストで調べます。どの漢方薬で原因を解消できるのか、不妊を解消するツボはどこか、を決定します。また、他院で漢方薬を服用している患者さんの薬についても、その人の身体に合っているかどうかを調べます。そのあとで、気功布を貼っていきます。これも、病気の種類に関係なく行っていく治療法です。

不妊で悩まれている方は、ご家族の関係もあるため、特にストレスも多く、なかなか他人には相談しにくい問題です。治療効果が上がらないため、精神的に参ってしまう方も多くいらっしゃいます。元気な赤ちゃんを産むために、スタッフが心と身体を健康にする環境をつくります。体調が改善されるにつれ、みなさん笑顔になり、前向きな気持ちになれると言われます。

出産後、「赤ちゃんを抱っこしてほしい」と、ご主人と三人で来院される方も多く、その後は毎年、お子さんの健康チェックにいらっしゃるたびに、その成長ぶりを確認できるので、私たちもやりがいがあります。

お一人で抱え込まず、ぜひご相談ください。

第2章　これまでの臨床例

不妊に悩んでいた女性が、当院でどのように妊娠・出産に至ったかを臨床例をもとにご紹介します。最初に紹介する方は、子宮頸癌を克服して、妊娠、出産に至っています。

子宮頸癌手術から二年で妊娠

M・Mさん　女性（現在四十六歳・治療時三十七歳）

M・Mさんは、平成十三年七月に三十四歳で第一子を出産しました。しかし、その後の月経周期が三十～五十日になってしまいました。

平成十六年一月から不正出血が始まったので、四月に検診を受けたところ、子宮頸癌と診断されました。

横内醫院への来院は、同年五月です。「冷え性ではあるものの、体調はいいです。子宮頸癌を克服できたら、第二子を出産したいです」とお話しになっていました。初診では漢方薬を三種類処方しました。

翌月の六月、二カ月ぶりに生理があったとのことでした。この月、M・Mさんは子宮頸癌の円錐切除手術を受けました。

平成十七年一月には、生理が一～二カ月に一回来るようになり、漢方薬も一種類に減りました。

体調もかなり良くなってきた平成十八年八月、妊娠しているのがわかりました。その後、平成十九年三月に四十歳で二人目のお子さんを出産。現在も元気で暮らしています。

手足の冷え、膀胱炎、頭痛など、体質改善からの妊娠

T・Mさん　女性（現在三十四歳・治療時三十一歳）

T・Mさんは平成十五年に結婚しました。

おたがい仕事が忙しく、結婚三年目までお子さんは考えていなかったそうです。その後、子どもが欲しくなったものの、生理も不順で妊娠しませんでした。

横内醫院での初診は、平成二十二年四月でした。ご本人によれば、「仕事も多忙で海外出張もあるので、生活も不規則になりがちです。生理も二カ月おきに来たりして、不順の状態です」とのことでした。手足には冷えがあり、風邪もひきやすい体質で、たびたびの膀胱炎や頭痛も発症していました。

排卵のタイミングを見るためには、毎朝、口腔内の基礎体温をつけて表にします。表において、基礎体温が高温期と低温期に分かれていれば、通常に排卵している状態を示します。これを専門的に「二相性」と呼びますが、T・Mさんの基礎体温は安定せず、二相性になりませんでした。

「全身の不調を治してから妊娠したい」というご本人の希望もあり、まずは体質改善

の漢方薬を含め、三種類を処方しました。漢方薬を飲み始めると、身体の冷えが改善されてきました。二カ月後の六月には、漢方薬が二種類になりました。

平成二十三年一月、初診から一年もたたないうちに、生理が順調に来るようになりました。翌二月には体調もすっかり良くなり、体質改善の漢方薬が不要となりました。そして、三月。Ｔ・Ｍさんはいつもより生理が遅れているのに気づいて、産婦人科に行ってみると、妊娠反応があることを知らされました。

ところが、一週間後、体調が悪くなり、出血が始まりました。産婦人科医からは、胎児の心拍はあるものの、切迫流産と診断されてしまいました。そこで、当院で子宮の働きを良くする漢方薬を処方したところ、出血は止まりました。四月にはつわりもなく、経過も良好となりました。胎児の発育も良いため、漢方薬が不要となりました。胎児はその後も順調に成長し、Ｔ・Ｍさんは十一月に男児を無事出産。母子ともに健康でした。

平成二十四年、Ｔ・Ｍさんはお子さんを連れて来院されました。母子ともに検診しましたが、異常なしでした。「初孫なので、家族全員で喜んでいます」と、いい笑顔をみせてくれました。

漢方薬を飲み始めて、わずか三週間で妊娠

M・Iさん　女性（現在三十九歳・治療時三十八歳）

平成二十二年、三十六歳で結婚したM・Iさんは、整体に通ったり、サプリメントを飲んだりしましたが、妊娠できず、平成二十四年一月に横内醫院に来院しました。処方した漢方薬を飲み始めると、すぐに免疫力が高まって体が軽くなり、冷え性も解消しました。結局、飲み始めて、わずか三週間で妊娠、無事出産となりました。

第3章　アトピーの原因と治療

漢方薬は皮膚病に強い、と実感した私自身の体験

アトピーについて述べる前に、私自身の体験を少し述べておきましょう。

私は、外科医の研修医時代、手術前の腕の消毒の際に使用するブラシと逆性石鹸によって前腕がかぶれてしまう「重症接触性皮膚炎」に罹患した経験があります。難治性で、現代医学的な治療ではまったく治る気配がなく、三カ月が過ぎました。これで外科医の道をあきらめなければならないのか、と絶望の淵に陥ったそのとき、ふと漢方薬が浮かび、わらをもつかむ思いで服用してみました。

その結果、劇的な治癒をするという啓示的な体験をしたのです。この「漢方薬は皮膚病に強い」という認識が、その後、「漢方薬は癌患者にも効果を上げるのではないか」というひらめきのきっかけとなっていきます。

病気の原因は一人一人によって違うと繰り返し述べてきましたが、アトピーの原因も同様です。当院での治療では、パワーテストにより患者さん一人一人に合ったオンリーワンの漢方薬を処方します。

同時に、食事の間違いを直してもらいます。アトピーの原因の主なものは、ほとんどが牛肉、乳製品の摂取が原因です。水などの生活環境も、症状をさらに悪化させる原因です。妊娠中のお母さんの食事は特に重要です。

来院時は、下を向いて視線をそむけたり、口数が少なかったりという方も多いのですが、二～三週間で少しずつ改善していきます。肌に水分が生まれ、表皮が少しずつなめらかになっていきます。女性ならメイクをして来院できるまでになり、明るく、はつらつと背筋も伸びてきます。痒みがなかなか改善されない場合は、エキス剤（粉末）を処方します。

脱ステロイドによって出る好転反応

アトピーは、正式には「アトピー性皮膚炎」といい、皮膚の炎症や湿疹を起こす病状です。アトピー性皮膚炎では、皮膚の表面が乾燥して白い粉を吹いたようになり、強い痒みを伴うケースが多く、発疹から痒みが発生し、掻き壊すことで発疹を引き起こすという悪循環を招きます。

西洋医学では、アトピー性皮膚炎の治療に抗炎症作用や免疫抑制作用のあるステロイドを使用しますが、強い副作用が知られています。

この治療は短期間で回復するように見えますが、女性は更年期などがきっかけで再発し、以前よりも数倍ひどい状態になってしまう場合があります。

男性では、次のようなケースもありました。

幼い頃、喘息の治療にステロイドを常用し、症状が改善したものの、大人になって就職活動や職場でのストレスがきっかけでひどいアトピーになり、不眠症から仕事ができなくなった、というものです。

長期間にわたるステロイドの服用や塗布をされていた患者さんは、一時的に「めんげん現象」＝「好転反応」が出ますが、心配ありません。日本の古典『高慢斉行脚日記』下巻に、「もし、めんげんせずんば、その病いえず」とあります。つまり、薬の効き目は「めんげん現象」があって初めて確認できる、病気が治る先駆けの現象である、と書かれているのです。

アトピー性皮膚炎で悩んでいる患者さんは、アトピーが治るとともに、心の悩みも改善されます。ご夫婦で来院され、「子どももアトピーで生まれるかもしれない」と不安を抱いていた患者さんに元気なかわいい赤ちゃんが生まれると、私たちもうれしいものです。悩みや不安を抱き、眠れない日々を過ごしている方も、ぜひご相談ください。

第4章　これまでの臨床例

重度のアトピー性皮膚炎が三カ月でお化粧もできるまでに

M・Kさん　女性（現在四十二歳・治療時四十歳）

M・Kさんは幼少期より痒みがひどく、ステロイド剤を使用しても効果がありませんでした。

彼女が来院したのは、平成二十三年七月。パワーテストの結果、体質改善の漢方薬を二種類処方しました。

三カ月後の十月には痒みがなくなり、お化粧ができるようになりました。

翌年にはこれまであった生理痛もなくなり、肌のきめが整い、皮膚もきれいになりました。

重度のアトピー性皮膚炎・不妊から、念願の赤ちゃんを授かる

T・Kさん　女性（現在二十六歳・治療時二十四歳）

平成二十三年七月九日に来院したT・Kさん。

「幼少時より痒みがひどく、三年前から手や指までひどい痒みに悩まされています」と語る姿を見ると、確かに重度のアトピーでした。就寝時、無意識に皮膚を掻きむしるために、シーツが血だらけになってしまうというほど、深刻な事態でした。

T・Kさんには、同月のうちに、金属を詰めていた歯をすべてレジン（プラスチックの詰めもの）に変えてもらいました。彼女はまた、アトピーのために子どもが出来ないという悩みがありました。

漢方薬を処方してから約三カ月後の十一月。来院時にはかなり皮膚がきれいになっており、「つわりがひどいのですが、妊娠しました！」とうれしい報告がありました。とはいえ、お風呂に入ると皮膚が痒くなる、という状況は続いていました。

それから二カ月後の平成二十四年一月、再び来院されると、「漢方でつわりが治まりました。痒みはときどきあります。チョコレートを食べると痒くなります」とのこ

とで、かなりの改善がみられました。

同年三月には、症状は首と太ももが少し痒いだけになりました。妊娠七カ月を迎えました。

その後、Ｔ・Ｋさんは無事に元気な女の子を出産。平成二十五年二月には、ご主人とＴ・Ｋさんのお母様、そして赤ちゃんと、みなさんで来院されました。幸せいっぱいの笑顔が印象に残りました。

その後もときどき痒みが出るようですが、皮膚はきれいになっています。

現在も定期検診で、ご主人とお母様、赤ちゃんと、みなさんで来院されます。

二週間で消えた顔面の帯状疱疹

Ｙ・Ｆさん　女性（現在七十七歳・治療時七十六歳）

Ｙ・Ｆさんが顔面の帯状疱疹で来院されたのは、平成二十四年五月でした。

両頬に発疹が出来始め、地図状に広がり、赤くなっていました。痛みと痒みが強い状態で、見るも痛々しい状態でした。

煎じ薬三種類、粉薬一種類を処方したところ、飲み始めてから一週間で、一度、赤みが増しましたが、十日目からどんどん赤みが消え始め、十四日目で帯状疱疹は完全に消失しました。

おわりに

一九九八年四月に『究極の癌治療』を上梓して、早くも十五年の歳月が流れました。今さらながら、歳月の速さに驚かされます。

十年ひと昔と言いますが、この十五年間の医学の進歩は、iPS細胞による再生医療やロボット手術（ダヴィンチ）など、素晴らしいものがあります。しかし、癌治療に関してはいまだに旧態依然としており、悲しいながら刮目《かつもく》に価するものは見当たらないのが現状です。

前著『究極の癌治療』は、これ以上の癌治療はないとの確信のもとに著わした作品ですが、この十五年の中で、私の中でさらに大きな発見があったり、いくつか訂正すべき箇所も出てきました。

この十五年の間には、エポックメイキング的に劇的な回復を遂げた患者さんもいましたが、悲しいお別れをしなければならない患者さんもいました。

また、医学検査の進歩によってウイルスの抗体値の検査ができるようになり、加えて七年前から検査項目が増えたことで、多くの患者さんから多くのことを学びました。こうして学んだことを、次に来る患者さん、そして当院に学びにくる医師たちに伝えることが私の役割と思い、今回の出版に至った次第です。

本書が多くの方にお役に立つことを祈っています。

最後に、このたびの出版に際し、後押ししてくれた高木邦彦先生、春山勝先生、丸山修寛先生、水足一博先生、宮坂英先生、藤田浩二先生、ならびに多くの先生方、たま出版の中村専務、そして妻礼子に深甚なる感謝の意を表します。

二〇一三年六月　　横内正典

巻末特別寄稿

「どうして、漢方と気功で病気が治るのか」

高木整形外科医院　高木邦彦

このたび先生が新しく本を執筆されていると聞き、本当に良かったな、と思いました。

私たちが横内先生の偉大さを一般の人に話すとき、とても大きな障害があります。彼らは、「どうして、漢方と気功で癌が治るのか」ということを真剣に聞いてきます。なぜ漢方と気功で癌が治るのかが、全く分からないのです。

そうしたときには、私は次のように説明することにしています。そう返答したとき、最も患者さんに納得されることを知ったからです。

人間の体には、六十兆個の細胞が存在するといわれ、いまも、一日に何個かの細胞のＤＮＡは、変形したり、壊れたり、変質するが、私たちの体の中に存在する「壊れたり、異常なＤＮＡを治す力」が存在するおかげで、「細胞が癌化することはまれである」。

人類がこの地球上に現れて、五百万年くらい経ったろうか、太古の昔から、空から降る宇宙線、外敵との戦いによるストレスなど、人間を取り巻く環境は、決して人間に優しくなかった。もし、われわれの中に自然に備わった「壊れたり、異常なDNAを治す」システムが少しでも弱かったら、われわれは、進化の過程で絶滅したであろう。

西洋医学の「癌の撲滅法」は、「自然に備わったシステム」を、むしろ破壊してしまう。

横内先生の治療は、この、われわれの中に自然に備わった「壊れたり、異常なDNAを治す」システムを使っているように思う。

パワーテストは、システムの異常を見つけることに使われ、漢方も気功も、そのシステムが働きやすいように使われる。

これが、「どうして漢方と気功で癌が治るのか」という疑問の答えである。現実に、横内先生の治療法が、五年生存率に関して西洋医学よりも高いことが、この理屈の正しさの証明である。

以上のように話すと、患者さんはよく理解してくれるのです。

実際のところ、横内先生の方法の理論は、私には厳密には分かりませんが、この「自然に備わった自己治癒システム」とは、まさに「オステオパシー」の考えと全くイコールです。

これからも、これまでのように、患者さんには引き続き説明していくつもりです。

横内醫院の実際

春山クリニック院長　春山　勝

私は内科医として大学病院で十四年過ごし、その後も開業医として診療に携わっている臨床医である。そのため、現在の医学が有する利点も、そしてまた欠点も実際に経験してきた立場の人間であり、平成十年より現在も横内醫院に患者さんを紹介している。

また、平成十三年に一年間、毎週横内醫院で診療の実際を見学させていただいた。さらに、自分が虹彩炎に罹患したとき、横内醫院の漢方薬で症状が改善した。

こういった事実を踏まえ、医師として客観的な面から、横内醫院で行われている医療の内容を評価できるのではないかと思っている。

横内醫院での見学

私は毎週木曜日に横内醫院に伺って、横内先生が実際にどのように患者さんを診察し、処方を行うのかをつぶさにみてきた。その時のノートは、どのような患者さんにどのような漢方薬を処方するかについて、A４版のワープロで十七枚という膨大な枚数となった。その中に治療法が記載されているものは、脳腫瘍や肺癌など、多くの癌をはじめ、心筋梗塞などの循環器疾患、筋萎縮性側索硬化症などの神経変性疾患やうつ病、潰瘍性大腸炎などの消化器疾患、慢性副鼻腔炎などの耳鼻咽喉科領域、慢性関節リウマチなどの膠原病、アトピー性皮膚炎などの皮膚疾患、慢性C型肝炎や糖尿病、さらには間質性膀胱炎などの泌尿器科疾患、不妊症や生理痛などの婦人科疾患まで、ほぼ全ての疾患に及んでいた。

横内醫院では、これら全てに対して初回の処方、二回目以降の処方など、詳細な漢方薬を中心とした治療法が確立しており、それを基本に個々の症例に合わせて漢方薬の処方を変更しているのである。

このように、横内醫院で対応可能なのは、癌のみならず通常は現代の西洋医学をもってしても治療方法がない、難治性の神経変性疾患や不妊症にまで及んでいる。

これはまさに驚くべきことで、通常の医師はこういったそれぞれの分野の一つが自分の専門領域であって、全ての疾患に対して対応することはできないのである。

診断能力の高さ

多くの方は驚かれるかもしれないが、疾患の原因は実際のところ、不明なものが多いというのが現実である。例えば、疾患の中で最もよく見られる高血圧症は、腎動脈の狭窄《きょうさく》によるものなど、原因が明らかなものは実はごく少数で、ほとんどの患者さんの血圧の上昇は原因が不明なものである。そのため、高血圧症の正式な名称は、本態性高血圧症という。この「本態性」というのは、原因が分からないという意味である。内科医はこの事実を知ってはいるが、なかなか認めたがらない。

しかし、横内医院ではパワーテストによって、疾患の原因となったウイルスなどを絞り込むことができるので、より効果的な治療を行うことができる。

現在の西洋医学で行われている検査は、画像診断が中心であるため、形に表れないと診断はできないし、また、血液検査を行ったとしても、その疾患の持つ活動性や悪性度をリアルタイムで判断することは不得意である。こういった、西洋医学では不可能なことが、横内醫院では日常の診療として全ての患者さんに対して行われており、ウイルス抗体値などの客観的な検査でもそれが裏付けられている。

処方能力の高さ

疾患は、診断しただけでは、患者さんにとってメリットはない。実際に治療を行い、それによって症状や所見が改善して初めて医療は評価されるのである。

その場合、重要なのが、疾患の活動性の評価と共に、個々の患者さんの今現在の症状に対して服用する薬剤が合っているか否かを判定することである。

一般的な西洋医学では、肺炎などの治療では、薬剤の効果判定は、患者さんの熱が下がったり、異常な呼吸音が消失したり、検査データから炎症所見が改善したことなどによって行っている。急性疾患の場合ならそれも可能であるが、高血圧症など、特に慢性疾患の場合には、今その薬剤が患者さんに合っているかどうかを判断することは不可能に近い。

しかし、横内醫院ではパワーテストによってその判断が可能である。これは画期的なことであって、私はこのような判断が客観的にでき、適切な薬剤が処方できる医療機関は日本では横内醫院だけではないかと考えている。そして、横内醫院では西洋医学の薬剤も漢方薬と同じレベルで適否を判断しており、西洋医学そのものを否定しているのではないことも付け加えておきたい。

横内醫院は医師がかかる医療機関

私が患者さんを他の病院に紹介する場合には、その医療機関が専門であるかどうか以外にも、患者さんが通院可能かどうかという距離的な問題や、紹介先の先生がその分野について多くの症例を経験しているかどうかなど、多くの面を考慮している。一般に大学病院は専門家がいるところであるが、実際に会ったことのある医師なら別だが、本当に紹介先の医師がその領域の専門家かどうかは、論文などを調べても外部からは分からないことが多い。

その一方で、もし医師自らや自分の肉親が病気となった場合は、距離的な問題などは医療機関を選択する場合の優先順位としては低くなり、これまでの医学的な知識や経験から、自分が最も信頼している医療機関に紹介することになる。

九十一歳の私の父は、八十九歳の時、前立腺癌と診断されたが、横内醫院の漢方薬によって癌が消失したことが大学病院のＭＲＩ検査によって明らかとなった。現在は漢方薬の服薬も中止し、元気に生活している。また、私自身も右眼が虹彩炎になったとき、横内醫院の漢方薬を服用し、痛みが改善した。

虹彩炎の原因は、日本眼科学会が行った二〇〇九年の調査によると、三三・六％が原因不明であると報告されている。通常の医療機関では、虹彩炎の治療法はステロイドと抗生剤の点眼薬を使用することである。

細菌性感染による虹彩炎であれば、抗生剤点眼薬は有効であろう。また、膠原病に付随するものであればステロイド薬の内服または点眼が選択肢となる。しかし、私の場合はどれにも当てはまらなかった。

横内醫院での診断結果はヘルペスウイルスによる複合感染であり、それに対応する漢方薬の内服で症状は改善したのである。もしも私が一般的な医療機関を受診し続け、ステロイドの点眼薬を連用していたとしたら、効果が期待できないばかりか、長期連用による副作用も出現する可能性があったのである。

このように、横内醫院で日常行われていることは、どのような大学病院や癌の専門施設でも行うことができない高いレベルの治療法である。これは単に、パワーテストを使っているからという理由だけでなく、横内先生の疾患に対する姿勢が外科医としての臨床経験に裏打ちされたものであるからだと考えている。

横内醫院の治療をより効果的なものにするために

横内醫院での診療は、一般的な医学の数歩先を歩んでいるものと言ってよいだろう。したがって、現在の医学常識では理解できない面が生じてくるのはやむを得ない面がある。これは、横内醫院の診療を知る内科医としての実感である。

こういった場合、より横内醫院の治療を効果的なものにするためにはどうしたらいいだろうか。それは、感謝の心を持つことである。横内醫院を受診することは、誰にでも可能なことではない。日本中の患者さんの中で、ごくごく限られた人だけが何らかの縁で横内醫院の治療を受けることができているのである。

そしてもう一つ重要なことは、全てを任せることである。内科医としての私の経験からも、患者さんがわれわれ医療者に対して全幅の信頼を持ってくださらないと、診療行為そのものが成り立たないし、治療の効果は半減してしまうというのが偽らざるところである。

横内醫院での治療は、他の医療機関にはない独自のものなので、医学的知識を持たない一般の方が、その診断結果や処方された薬剤に対して不安感を持ってしまうことは理解できる。しかし、横内醫院では癌をはじめ、治療方法のない多くの難病の患者さんが治癒となっている。このことは誰も否定することはできない、厳然たる事実である。そして、そういった医療機関で治療を受けることができた幸せを、われわれはもっと感謝してもよいのではないだろうかと考えている。

横内先生に教えられた、三つの真理

丸山アレルギークリニック院長　丸山修寛

十数年前、初めて横内先生にお会いしたとき、頭が真っ白になってしまいました。それもそのはず、これまで見たことも聞いたこともないパワーテストや気を封じ込めた布を使った方法で、人間業《わざ》とは思えないような素晴らしい癌や難病に対する治療成績をたたき出しておられたからです。

それは、まさに〝たたき出す〟という言葉がふさわしい、異次元の世界のパワフルな神癒という感じでした。自分の大学では決して治らない病気、それが目の前で次々と治っていく。先生にお会いした瞬間から、医学だけでなく、自分の人生に対する考えがまるっきり変わってしまいました。

さらにすごいことは、横内先生が自分の目の前で、瞑想しながら、脳波をフラットにされたことでした。

「ほら、今、生きながら脳波をフラットにしただろ、だから脳死は死じゃない」

そうおっしゃられたことが、今でも忘れられません。

さらに、「私が知っていることや見つけたことは、何でも教えてあげるよ」というふうに、横内先生は、とにかく、すべてにおいてスケールが大きく、考え方も桁違いで、驚かされっぱなしでした。診療が終わると、疲れているにもかかわらず、新宿の紀伊国屋書店に連れて行ってくださり、バーニー・シーゲルさんの著書の、奇跡的治癒の本を読むように教えていただきました。このような豪快かつお優しい心遣いに心から感動したことを、昨日のことのように思い出します。

「電磁波の問題を解決しないと癌や難病は治せないよ」

「歯科金属や金属が気の流れを停滞させて、病気を治らなくさせている」

「人は、精・気・神で出来ており、この三つがうまく働いていないといけない」

先生から教えていただいたこれら三つの真理は、今の自分の診療の基本であり、生活の根幹になっています。実際、この三つのことにだけでも注意して治療すると、私のような普通の医師でも末期のがんをまれに治癒まで導くことができるようです。

横内先生は本当にすごいです。この本をお読みの方も、ぜひ先生のパワーのすごさに触れてみてください。きっと感動しますよ。

末期癌患者の運命が変わるのをこの目で見た

目白醫院院長　水足一博

私が横内醫院に初めて見学に伺ったのは、一九九九年の十二月のことでした。音に聞く末期癌漢方治療の横内先生が、その年のフナイオープンワールドで講演されると知り、会場の横浜みなとみらいまで出向いたことがきっかけです。満員の会場で、横内先生は圧倒的な治療成績を発表されました。現代西洋医学の常識とはかけ離れた講演内容でした。

その診療を実際に体感してみたいと思案し、横内醫院へ電話連絡しました。横内先生からしますと、見も知らぬ医師からの突然の見学希望電話なのですが、即答で「ウエルカム」の一言でした。この返答をいただいた時点で感服し、これは全てが超一流の本物の方に違いないと直感したのです。この最初の電話の時から感銘を受けたことを、今でもつい昨日のことのように憶えています。

講演会の影響も重なり、全国から殺到する患者により診察予約表は過密状態でしたが、横内先生の隣の席に座らせていただいての初見学でした。診察室で始まった、横内先生と看護師さんとの二人パワーテストは圧巻でした。驚くほどの速さと正確さで、診断と治療が進められていきます。

末期癌、難病、アレルギー、不定愁訴などなど、通常の病院の医師でしたら手を焼く患者ばかりが行列をなしています。いわば全国からの選りすぐり患者なのですが、横内醫院ではいつもどおりの診療がよどみなく進んでいきました。

末期癌患者、治る。

難病患者、治る。

重症アレルギー、治る。

治る。治る。治る。治る。治る。……

大学病院や先進施設で教わった医療常識が、音をたてて崩れていきました。

大きなカルチャーショックを受けた、忘れられない一日になりました。

以来、月に一、二度の定期見学をさせていただくこととなりました。

たくさんの末期癌患者から、たくさんのことを勉強させていただきました。末期癌患者には、皆さんお一人お一人のドラマがあります。

がんセンターで肺癌（ステージⅣ）の診断を受けた患者のことです。

五十代男性でした。残りの時間で無駄な治療をするよりは、納得のいく身辺整理をしたほうがよいと、癌センターの担当医からはっきりと言われたそうです。

自分の会社や身辺を整理している時に、知人から横内醫院を紹介されました。漢方治療を行い、癌体質改善を進めて、四年ほど通院されていました。私が初めて診察室でお会いした日が、ちょうど漢方治療終了となった日でした。

「今の体に必要な漢方薬はありません。今日で卒業です」

「ありがとうございます。すでに身辺整理も済んでいますので、今日から第二の人生を生きていきます」

横内先生と固い握手をされて、晴れやかな笑顔で診察室を後にされました。

横内先生に初めてお会いした頃は、大きな病院の救急部に勤務する脳外科医でした。横内醫院にうかがう毎回が、カルチャーショックを受ける症例ばかりですので、横内醫院の治療を勉強すればするほど、自分が勤める病院で通常の診療業務をするのが嫌になっていきます。通常の病院においては治らない病気はたくさんありますが、本当はそうではなく、通常の病院では治すことができないだけなのです。

末期癌患者は、横内醫院へ数年通うと癌体質が変わり、運命が変わります。

私も横内醫院へ十年通いましたら、体質が変わり、運命が変わりました。

古典漢方から最先端医療にまで及ぶ実に幅広い世界を教えていただき、横内醫院の流れをくむ漢方医となっていました。

授かりました先達の智慧《ちえ》を、後進に伝え広めるように鋭意努力しております。

西洋医学との融合により、さらに進化する横内醫院

医療法人紫苑会藤井病院診療部長　宮坂　英

横内醫院を初めて訪れたのは、医学部を卒業して医師国家試験に合格した直後の、

二〇〇四年夏のことです。

医学部学生時代の病院実習では、「西洋医学では治らない患者さんが多い、そして治す医者側すらそれが当たり前だと思っている」ということに疑問を感じていた私は、研修医として働き始めるのを一年遅らせ、東洋医学の勉強をしました。

その過程で、縁のあった富山医科薬科大学で横内醫院のことを知りました。横内醫院を紹介してくださった大学院生の方は、ご自身も同醫院で治療された経験を持ち、「本当にすごい医療だから。私はノーベル賞ものではないかと思う」とおっしゃいました。もちろん、その言葉は大袈裟《おおげさ》だと思ったし、お伺いする前は半信半疑でもありました。しかし、初日にその疑いはくつがえったのです。

最初は何をやっているのか全く分かりませんでした。それまで見てきた診察手法とは、全く異なったからです。パワーテスト、半導体レーザーを使用し、患者さんにどんなウイルスや細菌がいるかを調べて、横内先生の「気」が入った漢方薬のなかで、どれが合うかを調べていく。

理解できてしまうと、先生がされていることは非常にシンプルですが、西洋医学を学んできた人や、その診療方法を常識と思ってきた人にとっては、とても理解できないことです。しかし、再診の元末期癌患者さんがやって来て、皆一様に、「先生のおかげで治りました」とおっしゃる。その人たちは、もとはといえば大学病院や癌治療で有名な病院から余命を宣告された人たちばかりです。ここまで来たら、疑うもなにも、理解できないもなにも、信じざるを得ません。結果として、圧倒的に不治の病が治っているのですから。

人間、知らないものや理解できないものは否定し、恐れ、憎みたがりますが、理解できなくても、実際にそこにある現象を認めることも大事だと思います。横内先生の前では、ＥＢＭ（根拠に基づいた医療）や漢方の証も幼稚なものにしか思えなくなりました。

そして三日目、自分自身にとって横内醫院は決定的なものになりました。手が静電気のようにピリピリするなと思っていたら、毎週見学に来られていた水足先生に、「気が充満していますね。横内先生のそばにずっといたからでしょう」と言われ、両手をちょうど胸の前で向かい合わせにして、見えない球を作る形にさせられました。

その時です。温かい、そしてやわらかいけど抵抗のある目の見えないものを感じたのです。それからは、自然に気を作り出すことができるようになりました。気というのは漫画の世界だけの話だと思っていたら、本当にあったのですね。目に見えないものが実在する。今まで理詰めだった自分にとって、これはものすごく大きな体験となりました。

自分も早くこの医療をしたいと思いましたが、一方で、横内先生にも見学に来る多数の先生にも、「君はまだ早すぎる。最低でも西洋医学を五年はやってきなさい」と言われました。

それならと思い、西洋医学（＝究極の対症療法）が最も力を発揮できる救急分野に進むことにしました。

京都での八年間の救急の勉強は、非常に自分のためになりました。漢方や気功ではどうにもならない、一分一秒を争う患者さんに対応する医術を身につけることできたからです。

また、その八年間、総合内科にも従事していたのですが、幾度となく、横内先生が言われる「病は全て細菌感染やウイルス感染で引き起こされている」ことを実感しました。一つだけ例を挙げると、一年以上慢性の蕁麻疹《じんましん》で苦しんでいて、どこの皮膚科に行っても治らないという患者さんが自分のところに来たのですが、ヘリコバクターピロリを除菌したところ、次の日から全く蕁麻疹が出ず、大変喜ばれました。

それ以外にも、総合内科を経験すればするほど、横内先生がおっしゃっていたことが正しいということを実感する機会が多くありました。

見学に来る先生の中には、「いろんな病院や民間療法を見て、横内醫院が世界で一番癌患者を治している」と、何十年もかけてようやくたどり着いた医師もいます。そうした中で、変な常識が身に付く前に世界最高の医療を知ることができた自分は、本当に幸運だと思っています。おかげで、民間療法を含め氾濫するさまざまな癌治療の情報にも目を向ける必要がありません。

八年間の京都での経験を経て、二〇一三年、九年ぶりに横内醫院に行きましたが、その八年間の間に横内先生はさらに進化していました。

原因ウイルスとして以前は判明していなかった帯状疱疹ウイルスが加わっており、

さらに改善率が上がっていたのです。その他、オゾンナノバブル水も歯の金属を治せない弱った患者さんにとっては救いの水となっています。

そして、何より一番の変化は、西洋医学と融合していたことです。

以前は、横内醫院で治療をする場合、気の流れを滞らせる抗癌剤や体力を弱らせる手術はしないのが原則であり、結果的に元の病院と縁が切れてしまう患者さんが多かったのですが、現在は、西洋医学の病院が行うことも許容しながらの診療スタイルになっています。これにより、いざというときの対症療法を西洋医学の病院でしてもらいながら、癌などの難病治療に対処していけるようになりました。患者さんにとっても、本当に大きなことだと思っています。

今後ますます進化が予想される横内醫院の診療に期待しながら、自分自身も勉強していきたいと思う次第です。

横内醫院への見学で心を揺さぶられたこと

亀田総合病院総合診療・感染症科　藤田浩二

このほど、横内醫院への見学を快く許可していただき、実際の診療を間近で見させていただき、さらには、多くの診療の極意を教えていただきました。

病める人をあらゆる角度から癒すことに徹底的にこだわり、結果を出し続ける横内先生の姿は、まさに職人技そのものでした。鍼灸、気功、生薬など、日本国内で古くから使用されている治療法や現代の医療の良いところを組み合わせ、癌などの病巣とそこに由来する身体の苦痛を軽減し、患者を癒しておられます。

さらには、口腔環境の重要性、身体に合わない食べ物や水の知識、電磁波や放射能、その他重金属を含めた多くの有害物質が身体に与える影響とその回避方法なども指導し、体内外の環境を整え、患者を癒し、さらには必ず最後まで患者に寄り添い、何が何でも治してみせるという信念と、そこから生まれる絶対的な信頼感と安心感で、患者および家族の心を癒す、つまり身体、心、そしてそれを取り巻く環境をまるごと整え、癒す、そんな姿に、初日から心を揺さぶられるというか、目頭が熱くなるような気持ちにさせられました。

また、医学のみならず、政治、経済、スポーツ、さらには動物、植物も含めたあらゆる分野の知識に富み、情報収集を怠らず、その知識を常に増やし続けることで、多くの患者やその家族と質の高い会話、コミュニケーションが可能になっている点なども、心から尊敬の念を持たずにはいられないのはもちろんですが、同時に私自身の器の小ささを恥ずかしく感じずにはいられない状況でした。

古き伝統医学の長所と、現代医学の長所と、パワーテストなどを含めた新しい技術なども併用し、良いと思われるものはどこまでも研究し続け、診療に取り入れる姿は、まさに圧巻でした。一般的には、現代の常識を超えた部分も含まれる（あるいは現代のEvidence〈根拠〉では証明しきれない）ため、他の医療関係者からの風当たりも強いところもあるかもしれませんが、結果が全てだと思います。現代の医学では余命数カ月と言われた患者が、その後何年もお元気で、時々生薬をもらいに横内醫院に通っている。しかも、メシが美味《うま》いといって笑顔で通院している。そんな患者がゴロゴロいる。それが全てだと思います。

とにかく、このたびの見学が今後の私の人生において大きな分岐点になると確信しました。診療室でのご指導、休憩時間の会話、仕事後の食事など、横内先生およびスタッフの皆様と一緒に過ごした全ての時間が私の貴重な財産です。すぐに真似できるような技術ではないと思いましたが、学ぶべき点だらけで、横内先生の爪の垢を煎じてもらってしばらくその煎じ薬を飲み続ける必要があると心から思いました。そして、いつの日か少しでも近づきたいとも心から思った次第です。

〔横内醫院の治療実績数〕

（2013年６月末現在）

	病名	患者数	死亡数		病名	患者数	死亡数
1	乳癌	420	77	23	上顎癌	4	2
2	胃癌	278	76	24	胆管癌	22	3
3	大腸癌 （直腸癌を含む）	331	88				
4	肺癌	321	93	26	縦隔腫瘍	6	3
5	肝臓癌	120	46				
6	膵臓癌	131	58	28	多発性骨髄腫	14	3
7	卵巣癌	89	18	29	白血病	23	2
8	子宮頸癌	43	6	30	皮膚癌	6	2
9	食道癌	53	15	31	平滑筋肉腫	4	3
10	腎臓癌	29	10	32	悪性血管 外皮腫	1	0
11	前立腺癌	100	12	33	顎下腺腫	2	0
12	脳腫瘍	40	7	34	眼瞼肉腫	1	1
13	悪性リンパ腫	41	12	35	空腸癌	1	0
14	膀胱癌	58	11	36	耳下腺腫瘍	2	1
15	舌癌	22	3	37	脂肪肉腫	5	0
16	咽頭癌	20	5	38	小腸平滑筋 肉腫	1	1
17	甲状腺癌	32	4	39	神経芽細胞腫 再々発	2	0
18	胆嚢癌	35	6	40	腺様のう胞癌	1	0
19	精巣癌	8	3	41	胎児性癌	1	1
20	喉頭癌	19	5				
21	骨肉腫	4	2				
22	子宮体癌	26	6				
合　計						2316	585

〔横内醫院の治療実績数〕

（1993年～2000年４月１日）

	病名	患者数	死亡数		病名	患者数	死亡数
1	乳癌	145	47	23	上顎癌	3	2
2	胃癌	100	35	24	胆管癌	4	1
3	大腸癌（直腸癌を含む）	92	35	25	急性リンパ性白血病	2	0
4	肺癌	88	45	26	縦隔腫瘍	2	2
5	肝臓癌	49	22	27	松巣体腫瘍	2	1
6	膵臓癌	33	20	28	多発性骨随腫	2	1
7	卵巣癌	31	12	29	白血病	2	1
8	子宮頸癌	21	7	30	皮膚癌	2	1
9	食道癌	18	10	31	平滑筋肉腫	2	2
10	腎臓癌	17	5	32	悪性血管外皮腫	1	0
11	前立腺癌	15	4	33	顎下腺腫	1	0
12	脳腫瘍	15	5	34	眼瞼肉腫	1	1
13	悪性リンパ腫	14	5	35	空腸癌	1	0
14	膀胱癌	12	3	36	耳下腺腫瘍	1	0
15	舌癌	7	2	37	脂肪肉腫	1	0
16	咽頭癌	6	5	38	小腸平滑筋肉腫	1	1
17	甲状腺癌	6	3	39	神経芽細胞腫再々発	1	0
18	胆嚢癌	6	4	40	腺様のう胞癌	1	0
19	精巣癌	3	2	41	胎児性癌	1	1
20	喉頭癌	3	1	42	慢性骨髄性白血病	1	0
21	骨肉腫	3	1	43	慢性リンパ性白血病	1	1
22	子宮体癌	3	1	44	重複癌	8	3
合　計						728	292

※患者数は、２回以上治療したものです。

癌以外の難病治療実績

病名 患者性別・生年	初診 治療終了	病状と診療内容
不妊治療 女、1967年生まれ	1997. 1.23 1998.10. 3	不正出血あり。 12回の来院で妊娠、治療終了。翌年、男子出産。
潰瘍性大腸炎 男、1968年生まれ	2002. 2.16 2003. 4.30	高校時代に発症。日赤消化器内科にて治療するが、効果なし。 下痢、下血、腹痛が持続。 漢方薬が必要なくなる。下痢、下血等なし。現在、2～3カ月に一度、検査のために来院。
慢性気管支炎 女、1946年生まれ	2008. 5.29 2009. 3.26	気管支拡張型。喘息がひどい。 喘息が出なくなる。
アトピー(重度) 女、1973年生まれ	2011. 7.29 2011.10.13 2012. 4.10	痒みがひどく、これまでステロイド使用。効力なし。 痒みがなくなり、お化粧が出来るようになる。 生理痛もなくなる。明るくなり、皮膚もきれいになる。
アトピー(重度) 不妊 女、1987年生まれ	2011. 7. 9 2011. 7.30 2011.11. 5 2012. 1.28 2012. 3.24	幼少時より痒みひどく、3年前から手や指までひどい。就寝時、無意識に掻きむしり、シーツが血だらけになる。 歯を全てレジンに変えた。アトピーのため、子供が出来ない。 だいぶ皮膚がきれいになったが、まだ風呂に入ると痒い。 妊娠をしたけれど、つわりがひどい。 漢方でつわりが治まる。痒みは時々。チョコレートを食べると痒い。 首と太ももが少し痒いだけ。この日、現在、妊娠7カ月になる。
クローン病 男、1969年生まれ	2011. 6.17 2012. 1. 8 2012. 4.21	2008年発症。2009年手術。1日5～6回下痢することもある。 体調良く、下痢の回数も減った。他の病院の検査で、炎症がないと診断される。 11回目の治療で、血液検査も問題なく、下痢も落ち着く。
糖尿病 女、1941年生まれ	2011. 2. 8 2011. 4.12 2011. 7.19 2012. 4.26	インスリン注射している。2011年10月頃から、右眼視力低下。眼底出血。来院時、右目は失明に近い状態。眼科でレーザー治療していたけれど、進行が止められない。近々手術の予定。 視力が戻ってきた。眼科から手術の延期言われる。 視力0.4に上がる。血糖値も下がった。インスリンの量も減る。 糖尿病の主治医からインスリン中止の提案。ただ、本人が不安なので継続中。
摂食障害 女、1973年生まれ	2002. 9.17 2002.10.30 2012. 1.18	10年前より摂食障害、腹痛。 気持ちが落ちついてきて腹痛もなくなった。 以後、大体半年に1度の通院、症状も落ち着いている。 現在は体調不良の時のみ来院。
胃痛 女、1941年生まれ	2011. 8.11 2011. 9.15 2012. 2.23	2007年よりムネヤケや胃の不快感、口が苦い。胃カメラも問題なく、ストレスと診断される。 他院で処方された胃薬を飲んでも治まらない。 口の中の苦い症状がなくなり、西洋薬の胃薬も飲まなくなる。 体調も良くなり、胃痛もなくなった。
PTSD (心的外傷後パニック障害・鬱病) 男、1957年生まれ	2008. 5.21 2011. 4. 1	被害妄想で変装するようになり、体も衰弱し震えが止まらなくなり、会社を休戦する。 歩行も不自由になり、外出できなくなる。 3年治療の結果、社会復帰し会社に戻る。

●メディアでの紹介と主な学会活動

■メディアでの紹介

『統合医療でがんに克つ』２００９年VOL.17　株式会社クリピュア

『末期ガン科学者の生還』向井楠宏・著　カロス出版

『シリーズ・医療の現場から』（西洋医学と東洋醫学、気、波動の垣根をとり払い、治療を行う横内醫院が紹介されています）

※横内醫院について詳しくお知りになりたい方は、以下の本も出版されています。当院にて販売しておりますので、お電話にてお問い合わせください。

『究極の癌治療』横内 正典・著　たま出版　価格：１、３６５円

『末期癌の治療承ります』横内正典・著　光雲社　価格：１、８９０円

『癌治療革命の先端　横内醫院　増補版』広田和子・著　横内正典・監修　展望社

価格：１、８９０円

■主な学会活動

1984年　日本癌学会総会において「末期癌に対する漢方併用療法」発表
日本に漢方ブームをつくる
全国自治体病院学会シンポジストを務める

1985年　全国自治体病院学会「21世紀の医療について」にて総会シンポジストを務め、患者中心の医療システムを提唱する

1987年　日本癌学会総会において「癌に対する漢方併用療法第二報」発表

1989年　オランダ ライデン大学の招待により「癌と漢方について」講演

1993年　徳島大学放射線医学癌免疫学会シンポジスト、および経絡治療学会において「癌と漢方について」特別講演

1994年　札幌医科大学において「癌と漢方について」講演、および日本東洋医学会総会において「癌に対する漢方気功併用療法」発表

1996年　北京医科大学の招待により「癌と漢方気功併用療法」講演、および第6回日本バイ・ディジタルO－リングテスト医学会において「再発、末期

癌患者におけるウイルス、細菌感染および治療について」、「バイ・ディジタルO－リングテストからみたクラミジア感染症について」発表

1997年 第3回バイ・ディジタルO－リングテスト国際シンポジウムにおいて「バイ・ディジタルO－リングテストを応用したクラミジア感染症の治療」、「耳の臓器代表領域と難病治療について」発表

1998年 『究極の癌治療』（たま出版）、『末期癌の治療承ります』（光雲社）発行、および国際色彩診断治療研究会発足

●参考資料

『究極の癌治療』横内正典・著　たま出版
『末期癌の治療承ります』横内正典・著　光雲社
『癌治療革命の先端　横内醫院　増補版』広田和子・著　横内正典・監修　展望社
『末期ガン科学者の生還』向井楠宏・著　カロス出版
『なぜ「牛乳」は体に悪いのか』フランク・オスキー・著　弓場隆・訳　東洋経済新報社
『乳がんと牛乳』ジェイン・プラント・著　佐藤章夫・訳　径書房

横内　正典（よこうち　まさのり）
1944年旅順市（中国）生まれ。1971年、弘前大学医学部卒業。函館市立病院、弘前大学医学部第二外科などに勤務。1982～1993年、青森県三戸郡田子町・町立田子病院院長。現在は横内醫院院長。専門は消化器系癌。
日本癌学会会員
日本再生医療学会会員

●著書……「究極の癌治療」「絶望を希望に変える癌治療」「闘い続ける漢方癌治療」「救いたい！　肺癌漢方治療のすべて」「癌になったらやるべきこと、してはいけないこと」（以上たま出版）、「末期癌の治療承ります」（光雲社）、「癌治療革命の先端 横内醫院（監修）」（展望社）

絶望を希望に変える癌治療

2013年９月５日　初版第１刷発行
2017年３月10日　初版第４刷発行

著　者　横内 正典
発行者　韮澤 潤一郎
発行所　株式会社 たま出版
〒160-0004 東京都新宿区四谷4－28－20
☎ 03-5369-3051（代表）
http://tamabook.com
振替　00130-5-94804

組　版　一企画
印刷所　株式会社エーヴィスシステムズ

ISBN978-4-8127-0359-5　C0047